Wunder / Wunder

Wunderleicht ketogen essen

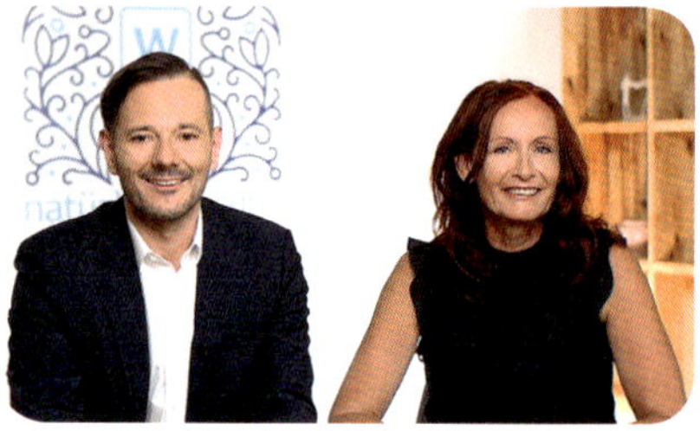

Dr. med. Lulit Wunder, Mabon Wunder BSc. Gemäß ihres Mottos »Kerngesund aus dem Bauch heraus« bündelt das Ehepaar **Dr. med. Lulit Wunder und Mabon Wunder BSc** sein medizinisch und diätologisches Wissen rund um die Themen Stoffwechseltherapie, Leberreinigung und Heilfasten. Während Lulit Wunder als Fastenärztin und Ärztin für F. X. Mayr- und Kurmedizin aus dem medizinischen Blickwinkel forscht, praktiziert und schreibt, bietet Mabon Wunder als Diätologe und Ernährungstherapeut tiefgreifende Erkenntnisse zu allen Stoffwechsel- sowie Ernährungsthemen und unterstützt bei der praktischen Umsetzung der von ihnen entwickelten Wunderleicht-Methode. Gemeinsam führen sie in Graz, Österreich, eine renommierte Praxis und haben sich als Experten und Buchautoren im deutschsprachigen Raum einen Namen gemacht. Durch den von ihnen gegründeten Wunderleicht Verein unterstützen sie mit Coachings und Online-Kursen jedes Jahr Tausende von Menschen dabei, ihre Gesundheit zu erhalten oder wiederzuerlangen.

Dr. med. Lulit Wunder, Mabon Wunder BSc

Wunderleicht ketogen essen

Mit dem 5-Wochen-Programm den Stoffwechsel neu starten

80 Rezepte mit Wow-Effekt

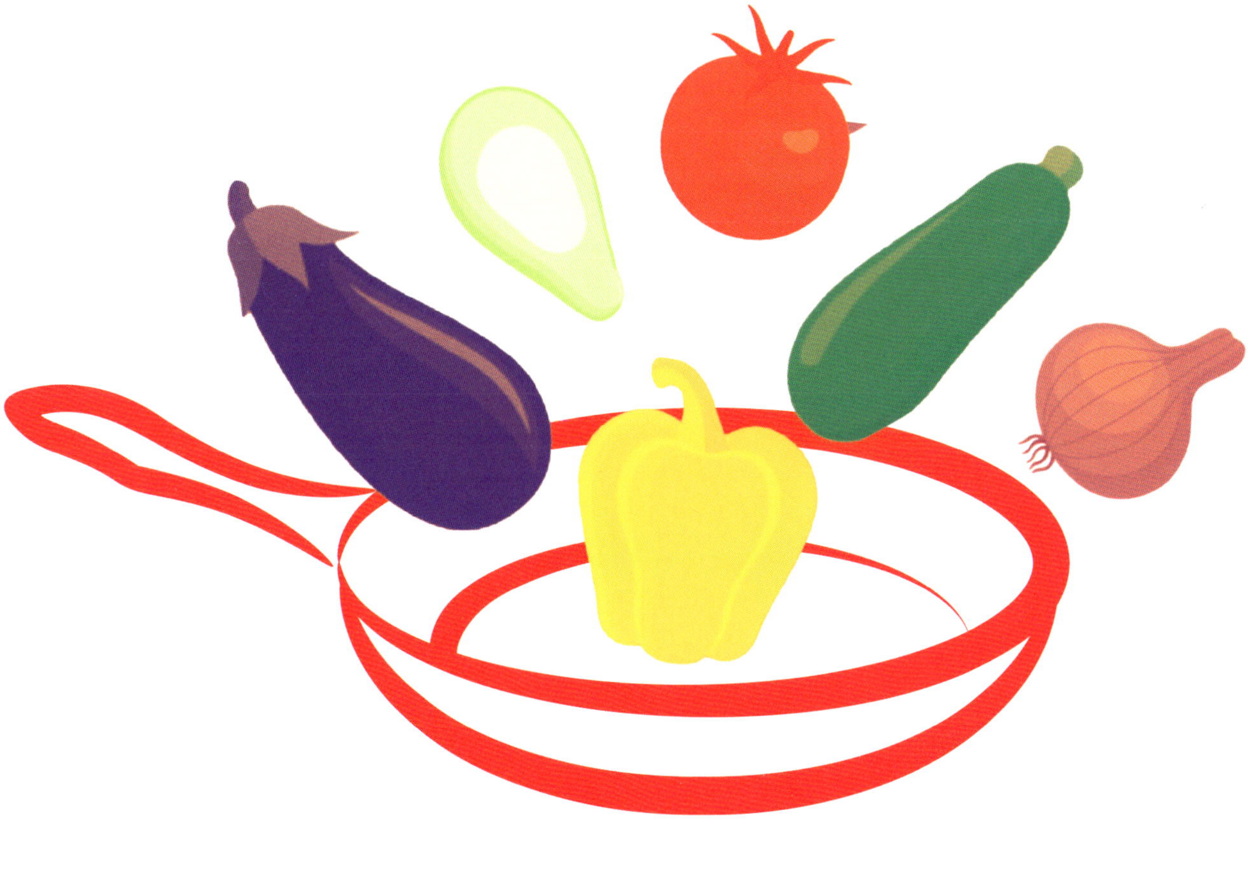

TRIAS

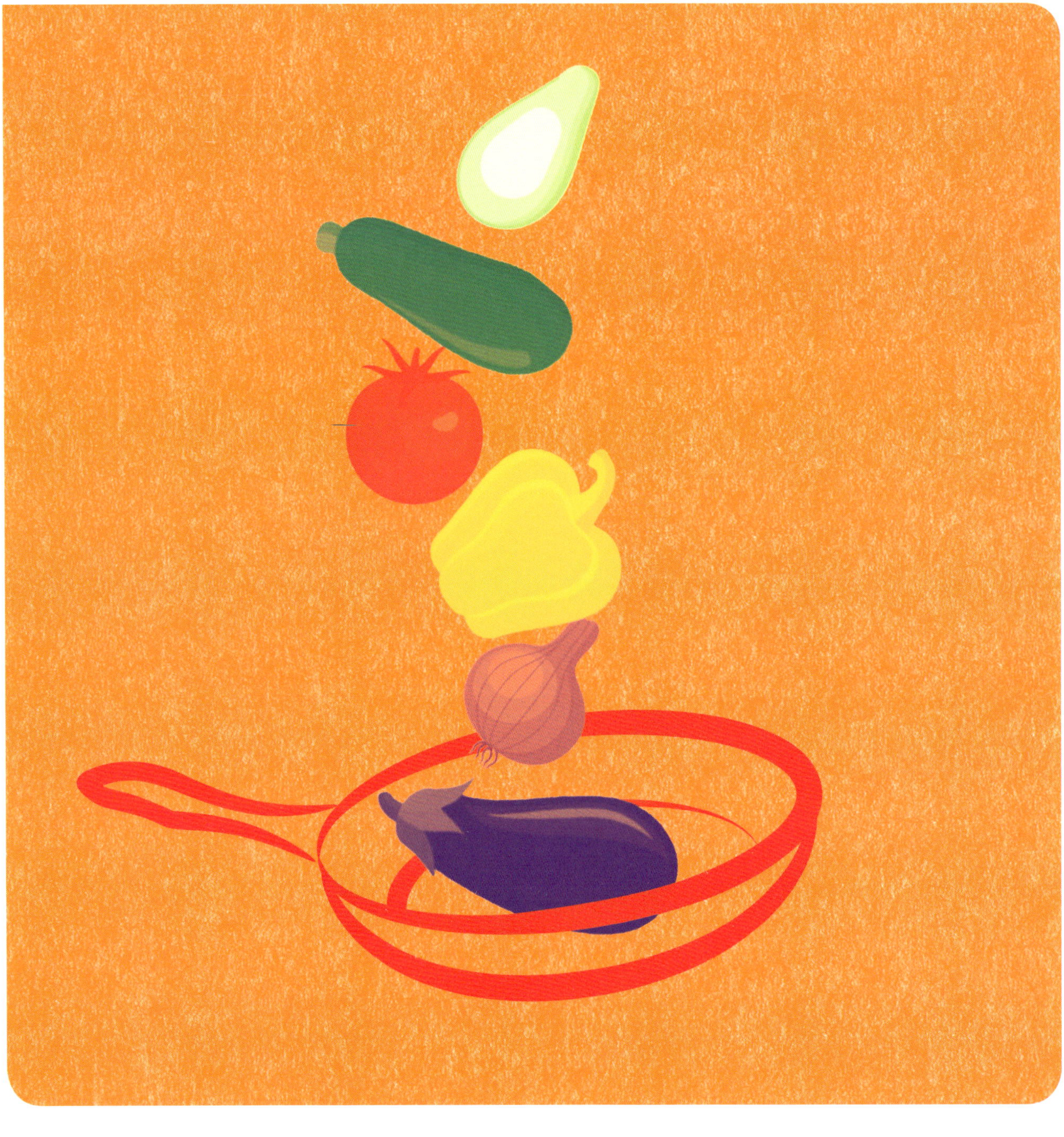

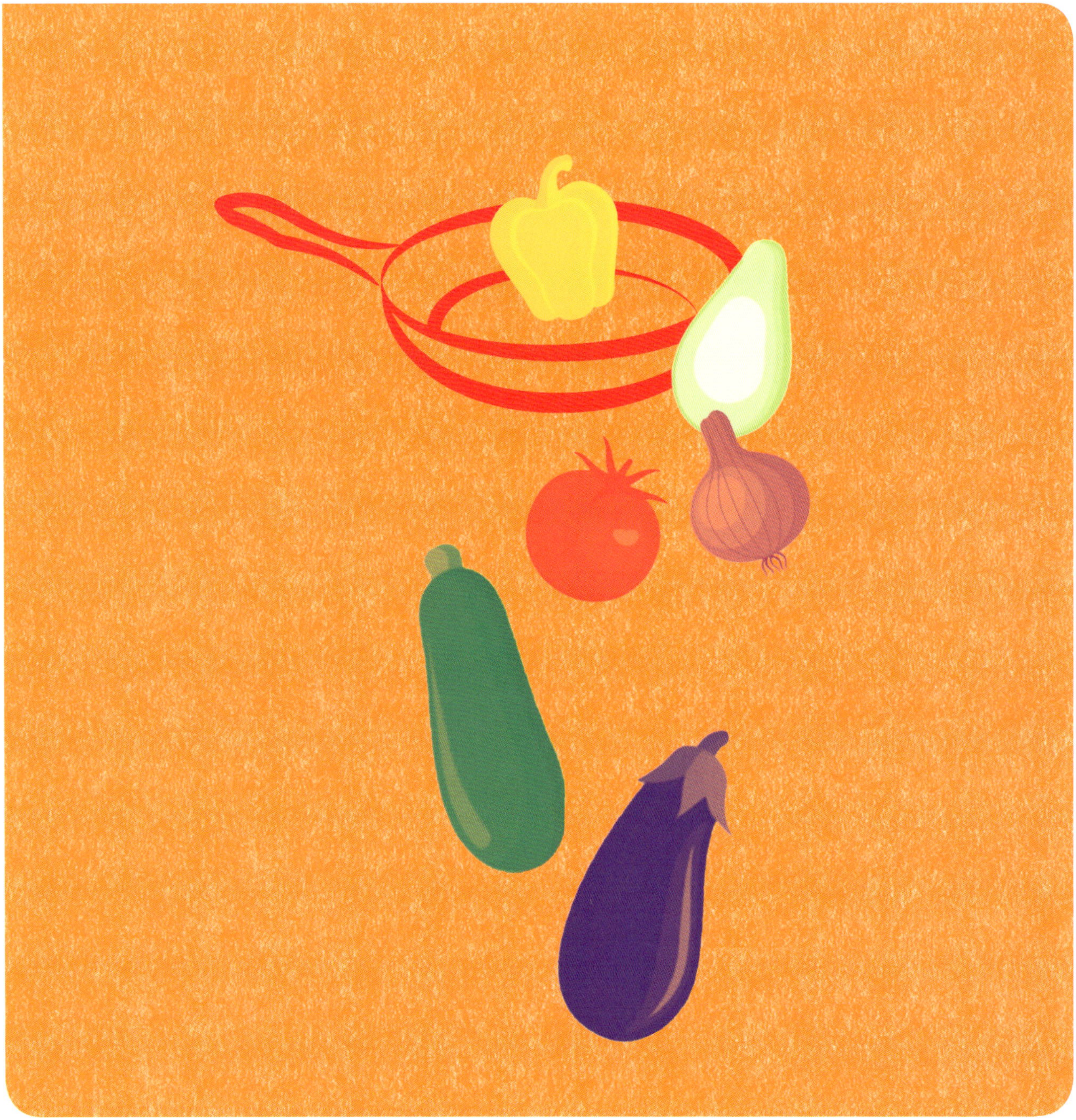

Liebe Leserin, lieber Leser,

die ketogene Ernährung zählt heute aufgrund ihres Erfolges zu den angesagtesten Ernährungstrends. Doch im Gegensatz zu anderen Ernährungsformen ist sie nicht einfach eine weitere Mode-Diät. Sie hat zu Recht den Ruf, ein hervorragendes Werkzeug zum effektiven Abnehmen zu sein. Sie kann aber noch weit mehr, als Ihnen lediglich beim Gewichtreduzieren zu helfen.

Die ketogene Ernährung wird seit über 200 Jahren in der Medizin zur Therapie eingesetzt: Millionen von Menschen erfuhren damit Linderung bei verschiedensten Beschwerden oder wurden sogar von schweren Erkrankungen geheilt. Die Ketose, also der Zustand, in den man sich durch die ketogene Ernährung versetzt, hat sich dabei als sicher und sehr effektiv erwiesen.

In den letzten Jahren ist jedoch noch etwas Entscheidendes hinzugekommen: Die ketogene Ernährung ist leichter und viel schmackhafter geworden – somit lässt sie sich nun von jedem ohne Mühen und genussvoll umsetzen.

Was genau ist nun eine Ketose? Dabei schaltet unser Stoffwechsel auf ein anderes Programm um. Medizinisch ausgedrückt wird die Abhängigkeit von Glukose, also Zucker als Energielieferant, ausgesetzt. Unser Körper wechselt in einen Stoffwechselmodus, der sich den Großteil seiner Energie aus Fett holt. Dieser Zustand lässt sich durch Fasten erreichen oder eben durch die ketogene Ernährung.

Die ketogene Ernährung kann Erstaunliches bewirken. Das dafür nötige Wissen und die konkrete Anleitung dazu erhalten Sie in diesem Buch. In ihm stecken Jahrzehnte therapeutischer Erfahrung mit solidem medizinischem Hintergrund. Wir haben es für Menschen geschrieben, die ihre Gesundheit selbst in die Hand nehmen und dieses faszinierende zweite Stoffwechselprogramm kennenlernen und ausprobieren möchten. Sie erhalten aufschlussreiches Grundwissen, das Sie brauchen, um diese Ernährungsform auszuprobieren – ohne die Gefahr, dass Sie überladen von komplexer Theorie den Wald vor lauter Bäumen nicht mehr sehen.

Dieses Buch führt Sie nicht nur Stufe für Stufe durch das Wunderleicht-Keto-Programm, sondern präsentiert Ihnen auch viele Seiten ernährungstherapeutischer Praxistipps. Gerade weil wir in unserer Tätigkeit als Ärztin und Diätologe Menschen dabei helfen, ihre »Kerngesundheit« wiederzuerlangen, war es uns wichtig, nach unseren ersten zwei Büchern zur Leberreinigung und zum Fasten die lebensverändernden Möglichkeiten der Ketose in diesem dritten Werk mit Ihnen zu teilen.

Freuen Sie sich auf eine entspannte, vielfach praxiserprobte, sichere Reise in diese neue Stoffwechselwelt der ketogenen Ernährung. Und machen Sie mit uns gemeinsam die Schritte, die zu einem wunderleichten, kerngesunden Lebensgefühl führen.

Graz, im Winter 2022 — Dr. med. Lulit Wunder und Dipl.-Ing. Mabon Wunder BSc

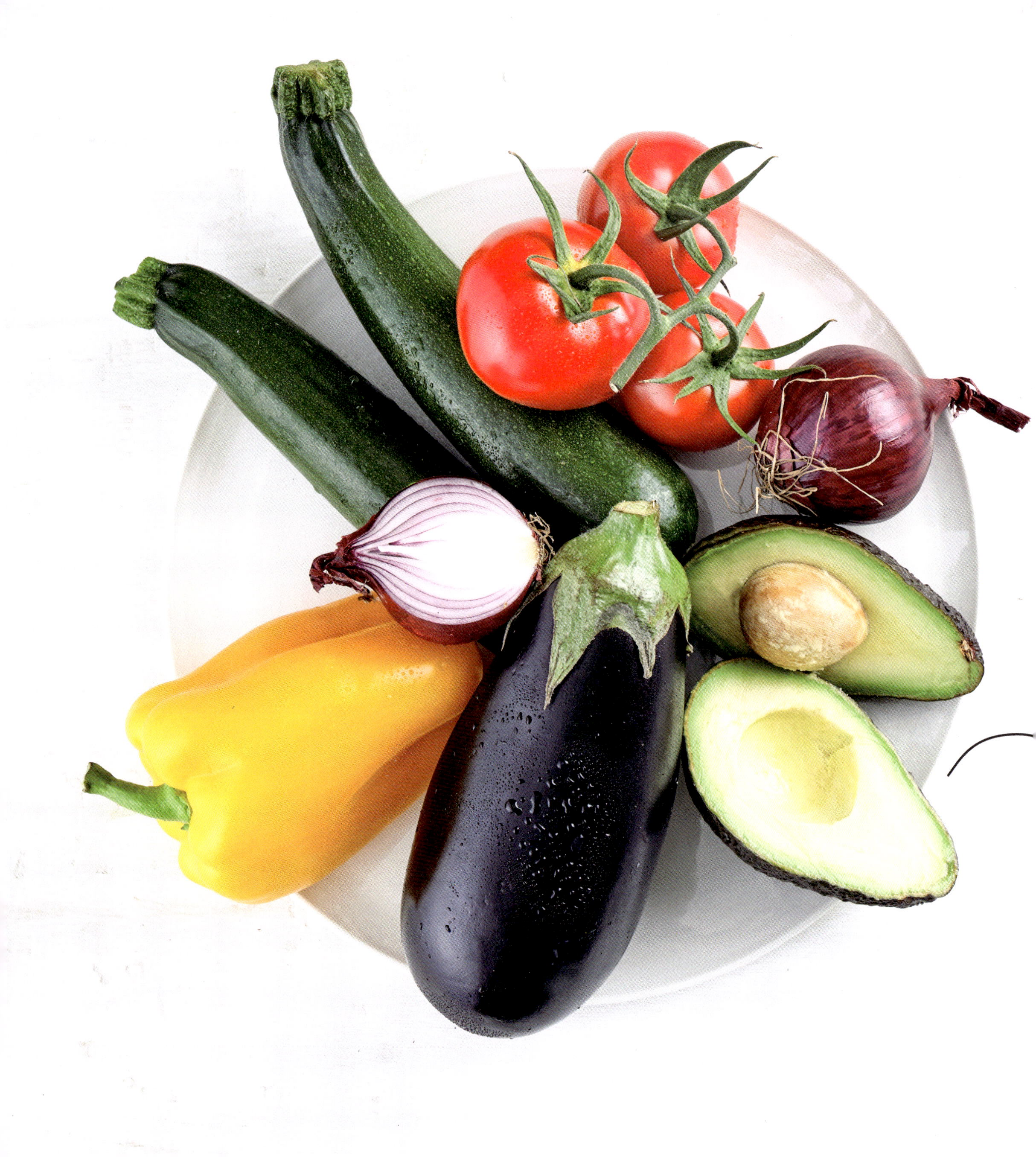

Basiswissen zum ketogenen Essen

Fett ist gesund

Viel Fett soll gesund sein? Schwer zu glauben, nachdem uns doch seit Jahrzehnten von Ernährungswissenschaftlern und Medizinern das genaue Gegenteil beigebracht wurde. Fett-Sparen beim Essen stand für mehr als ein halbes Jahrhundert auf dem Programm …

… die gesundheitlichen Ergebnisse lassen jedoch, nüchtern betrachtet, erheblich zu wünschen übrig. Höchste Zeit für ein kritisches Umdenken, wie wir meinen. Nicht ohne Grund ist es uns ein Anliegen, mit diesem hartnäckigen Mythos aufzuräumen, um mehr Gesundheit und Wohlbefinden zu unseren Patienten und Lesern zu bringen.

Die große Fettlüge

Es geschah Ende der 1950er-Jahre: Fett avancierte zum großen Gesundheits-Sündenbock. Alles nahm seinen Anfang, als der amerikanische Forscher Ancel Keys 1961 mit einer einzelnen Studie und seiner daraus resultierenden Hypothese den großen Irrtum auslöste, dass viel Fett im Essen krank und dick mache. Aus heutiger Sicht entstand seine Schlussfolgerung aufgrund einer unglücklichen Selektion und Bewertung der erhobenen Zahlen. Doch seine These wurde rasch von Medizinern in der gesamten westlichen Welt übernommen.

Ähnlich verhielt es sich später, Ende der 1970er- und Anfang der 1980er-Jahre, als plötzlich speziell das Cholesterin in den Fokus rückte – da war dann der Oberbösewicht aus dem Reich der Fette gefunden. Dies genügte, um einen jahrzehntelangen massiven Low-Fat-Trend auszulösen. Der Glaubenssatz, dass Fett dick mache und schlecht für die Gesundheit sei, hat sich in den Köpfen der Menschen schnell und tief verankert.

Plötzlich galt die Devise: Jeder kann sich durch fettarme Ernährung selbst vor Herzinfarkt schützen. Alles wurde fettreduziert. Und als besonders übel galten dabei die Fette tierischen Ursprungs. Überall begannen Fachleute, für den Einsatz von pflanzlichen Fetten zur Prävention von Arteriosklerose und Übergewicht zu plädieren. Butter und Eier wurden aus dem Kühlschrank verbannt, stattdessen eroberten Cerealien, Teigwaren, fettarme Milchprodukte und Pflanzenöl die Supermarktregale. Auch der Margarine-Boom – und nicht zuletzt das schlechte Gewissen nach einer Portion Sahne – stammen aus jener Zeit.

Fett raus, Zucker rein

Gleichzeitig ist noch etwas passiert. Fett ist nämlich ein hervorragender Geschmacksträger, denn viele Aromastoffe in unseren Lebensmitteln sind fettlöslich. Mit der radikalen Fettreduktion ging daher zugleich auch sehr viel Geschmack verloren. Und weil fades Essen keiner will, musste eine neue Lösung herbei – so kam kurzerhand der Zucker ins Spiel! Meist noch in Kombination mit viel Salz, damit das Essen eben wieder besser, reizvoller schmeckt.

Und wohin hat uns das gebracht?

Überraschenderweise ging es dadurch mit der Gesundheit der Menschen aber nicht bergauf, sondern deutlich bergab. Rückblickend wissen wir heute, es ist nicht das Fett, sondern der viele Zucker, der unsere Gesellschaft am Ende die Gesundheit kostet. Letztlich befinden wir uns nach 50 langen Jahren globaler Fettreduktion in einem Strudel von Zivilisationskrankheiten. Dazu gehören:

- Übergewicht
- Fettstoffwechselstörungen
- Bluthochdruck
- Herz-Kreislauf-Erkrankungen
- Insulinresistenz und Diabetes
- Krebs

Erst allmählich verbreitet sich die Erkenntnis, dass die Wissenschaft mit ihren damaligen Schlussfolgerungen falsch lag. Dass man sehr wohl mehr, aber eben gute Fette essen soll. Und selbst die Butter hat als tierisches Lebensmittel inzwischen wieder ihren Platz unter eben diesen bekommen.

Was macht Fett eigentlich im Körper?

Fett ist ein Makronährstoff, ein essenzieller Baustein in unserem Körper. Wir können durchaus, auch auf Dauer, ohne Kohlenhydrate leben – ohne Fette könnten wir das nicht. Fett erfüllt eine Menge lebensnotwendiger Funktionen im Organismus, sehr viel mehr als bloß Reserven für karge Zeiten zu bunkern.

Schutz nach außen Fett reguliert unsere Körpertemperatur. Es isoliert, verzögert also den Wärmeverlust und hält unsere Kerntemperatur konstant, auch wenn es draußen unfreundlich wird. Zugleich polstert es unsere inneren Organe und schützt diese vor Verletzungen bei Stürzen oder Stößen.

Vitaminaufnahme Fett ermöglicht die Aufnahme der lebenswichtigen Vitamine A, D, E und K. Diese spielen unter anderem eine Rolle bei der Hemmung von Entzündungen, der Blutgerinnung, der Gesunderhaltung von Haut und Knochen und der Stärkung des Immunsystems.

Hormonbildung Fett ist die Grundsubstanz für die Produktion von lebenswichtigen Hormonen und Botenstoffen. Das sind zum Beispiel sämtliche Sexualhormone, Adrenalin, Kortisol und ebenso unser bedeutendes Sonnenhormon Vitamin D3.

Elementare Bausubstanz Fett ist unverzichtbares Baumaterial für jede einzelne Zelle in unserem Körper. Es wirkt dabei strukturgebend und sorgt für eine intakte Zellmembran.

Entzündungshemmung Antioxidative Fette kontrollieren Entzündungsprozesse in unseren Geweben. Sie hemmen gefährliche systemische Entzündungen und senken damit das Thrombose- und Herzinfarktrisiko.

Nahrung und Energiedepot Fett sättigt rasch und langanhaltend. Es macht also länger zufrieden und bewahrt uns vor unnötigen Snacks und Zwischenmahlzeiten. Fett hilft uns auch, unsere Energie zu erhalten, und beugt damit Leistungsabfall und Erschöpfung vor.

Stoffwechsel Fett regt die Produktion und Freisetzung von Gallenflüssigkeit an. Dies hilft dabei, Gallensteine zu verhindern. Fette in der richtigen Qualität fördern die Lebergesundheit, unterstützen optimale Blutfettwerte und helfen damit, einen günstigen Cholesterinspiegel aufrechtzuerhalten und die Herzgesundheit zu erhalten.

Verdauung Gute Fette harmonisieren das Darmmilieu, was wiederum einen regelmäßigen Stuhlgang fördert und Verstopfung (Obstipation) entgegenwirkt.

Schönheit Wie eben schon erwähnt, ist auch das für unsere Schönheit wichtige Vitamin E fettlöslich. Hochwertige Fette fördern zudem noch den Anstieg von Gewebshormonen, die unser Hautbild verbessern.

Gehirn Fett macht schlau. Gute Fette unterstützen die Gehirnfunktion. Sogar auf Stimmung und guten Schlaf nehmen sie günstigen Einfluss. Sie spielen auch eine wichtige Rolle bei der Gehirnentwicklung – unser Gehirn besteht ja selbst zum allergrößten Teil aus Fett.

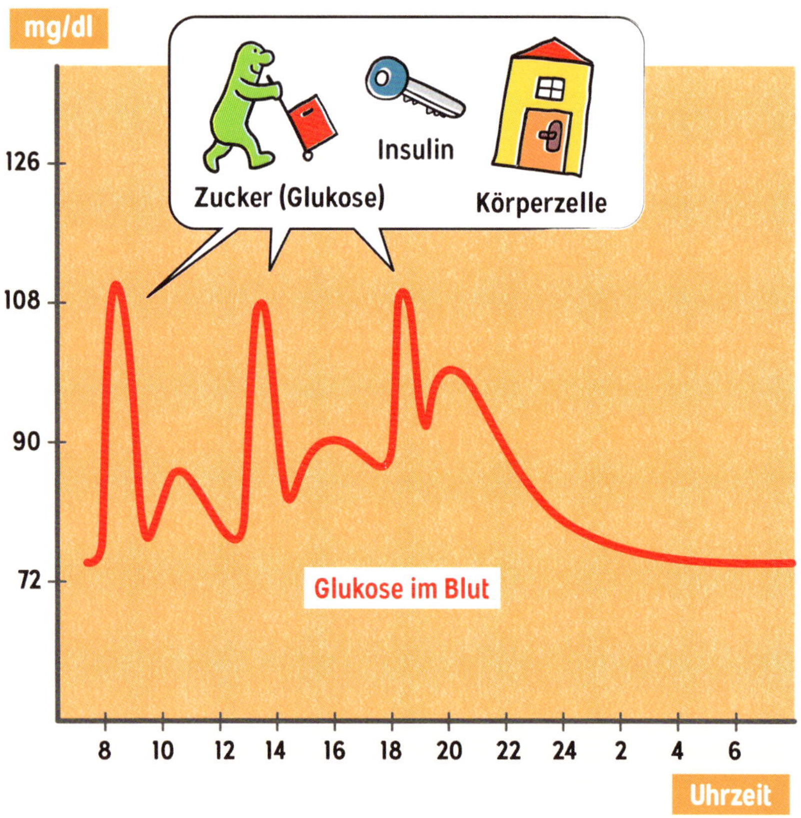

Was genau sind Kohlenhydrate?

Kohlenhydrate gehören neben Fett und Eiweiß zu den drei Makronährstoffen, aus denen unser Körper Energie gewinnen kann. Der Name kommt von ihrem chemischen Aufbau: Sie alle haben Kohlenstoff als Grundgerüst. Je nach Komplexität ihres Aufbaus unterscheiden wir dabei Einfachzucker (Glukose/Traubenzucker, Fruktose/Fruchtzucker), Zweifachzucker (Milchzucker, Haushaltszucker) und Mehrfachzucker (Stärke).

Unsere natürlichen Zuckerquellen sind Obst, Honig, Milch, aber auch süßlich schmeckende Gemüse. Komplexere Kohlenhydrate schmecken nicht mehr so süß. Stärke ist der Hauptbestandteil von Kartoffeln, Süßkartoffeln, Mais und Hülsenfrüchten sowie Getreide und Getreideprodukten wie Mehl, Teigwaren und Brot.

Industriell hergestellte Zucker finden mittlerweile in der absoluten Mehrzahl unserer Nahrungsmittel Anwendung. In der Nahrungsmittelindustrie sind Milchzucker und

« Der Blutzuckerspiegel steigt nach jeder Mahlzeit an. Parallel dazu produziert unser Körper Insulin, das wie ein Schlüssel unsere Zellen für den Blutzucker aufschließt.

Stärke eine besonders gerne verwendete Zutat – häufig, um die Konsistenz von Saucen, Fertiggerichten, Dessertzubereitungen und Milchprodukten zu verbessern.

Was machen Kohlenhydrate im Körper?

Kohlenhydrate dienen unserem Organismus als Brennstoff, um möglichst schnell Energie bereitzustellen, damit jede Zelle ihre Aufgaben erfüllen kann. Egal, ob es um Muskelaktivitäten geht, oder darum, Nervenimpulse weiterzuleiten, Hormone herzustellen, Immunbotenstoffe zu bilden oder schlicht zu wachsen und sich zu teilen. Damit all dies geschehen kann, müssen wir unserem Körper eine gewisse Menge an Nahrungsenergie zuführen.

Wie kommt nun der Zucker ins Blut?

Unser Blutzucker erhöht sich abhängig von Beschaffenheit und Menge der gegessenen Kohlenhydrate unterschiedlich rasch und stark. Das liegt daran, dass nur Einfachzucker durch unsere Darmwand in die Blutbahn gelangen können. Je komplexer der zugeführte Zucker aufgebaut ist, desto mehr muss er vorher über Enzyme in seine kleinsten Bestandteile zerlegt werden. Am schnellsten strömen also jene Zucker ins Blut ein, die wir von vornherein schon als Einfach- oder Zweifachzucker zu uns nehmen (z. B. Obst, Milch, Honig). Erst eine Weile später folgt dann auch die aufgespaltene Stärke in den Blutkreislauf (z. B. Kartoffeln, Vollkorngetreide).

So wird Blutzucker zu Energie

Nun kommt das berühmte Hormon Insulin ins Spiel: Das ist der einzige Stoff, der in der Lage ist, den Zucker aus dem Blut weiter in die Zellen zu befördern, wo er als Kraftstoff gebraucht wird. Insulin ist also der Schlüssel, den wir brauchen, um die Eingangstüren unserer Zellen für den Zucker zu öffnen. Und woher kommt das Insulin? Das stellt unsere Bauchspeicheldrüse her. Ihre sogenannten Beta-Zellen schütten das Insulin aus – und zwar immer genau proportional zur Menge an Zucker im Blut.

Die Folge ist, dass jedes Mal unmittelbar nach dem Blutzuckerspiegel auch unser Insulinspiegel ansteigt, um das neu hereinkommende Material zu verarbeiten. So entstehen, je nach Art und Häufigkeit unserer Mahlzeiten, mehr oder weniger steile Zacken in unseren täglichen Blutzuckerkurven.

Über das Insulin schleust der Organismus den Zucker aus dem Blut zuallererst in die Muskelzellen ein und bildet dort einen Glykogenspeicher. Und diesen können wir nun zur Überbrückung zwischen den Mahlzeiten verwenden. Diese Energie ist für unseren Körper schnell und leicht verfügbar, wo immer sie gebraucht wird: Wir verwenden sie, um uns zu bewegen, Geräte zu bedienen, zu laufen usw. Sind die Reserven aufgebraucht, die Glykogenspeicher also wieder leer, dann ist es an der Zeit, mit der nächsten Mahlzeit wieder neuen Kraftstoff aufzunehmen. Für Sportler oder Menschen mit körperlich anstrengenden Berufen funktioniert dieses System perfekt.

Wie aus Zucker Fett wird

Problematisch wird es erst, wenn unsere Glykogenspeicher noch voll von der letzten Mahlzeit sind und wir uns bereits wieder zu Tisch setzen. Das passiert wochentags schnell einmal, wenn wir beruflich einer sitzenden Tätigkeit nachgehen. Und ebenso in der Freizeit, wenn nicht regelmäßig sportlicher Ausgleich geschaffen wird. Was macht der Körper nun mit dem vielen Zucker? Im Blut darf er ja nicht bleiben, das wäre extrem schädlich – das wissen wir ja von den Begleiterscheinungen bei Diabeteskranken. Die große Frage ist also: wohin damit?

Der Körper entschärft die brenzlige Situation, indem er ganz einfach noch einen zusätzlichen Speicher schafft. Er wandelt dabei schlicht den Zucker in Fett um. Denn Fettdepots sind die stabilste Langzeit-Energiereserve, die es überhaupt gibt. Daraus lässt sich jederzeit Energie gewinnen, sollte einmal kein Zucker mehr da sein.

Und das ist nun genau der springende Punkt. Es gibt nur einen Umstand, der unseren Körper dazu bringt, seine Fettreserven aufzulösen: Wenn der schneller verfügbare Zucker fehlt. Umgekehrt bedeutet das: Solange in all Ihren Mahlzeiten Zucker enthalten ist, wird Ihr Körper immer zuerst aus diesem seine Energie gewinnen – und niemals auf seine angelegten Fettdepots zugreifen. So kommt es, dass Sie Ihre überflüssigen Pfunde auch dann schwer loswerden, wenn Sie zwar insgesamt weniger, aber eben die falschen Dinge essen.

Zu hohe Blutzuckerspitzen können durch den Insulin-Tsunami zu Unterzucker führen.

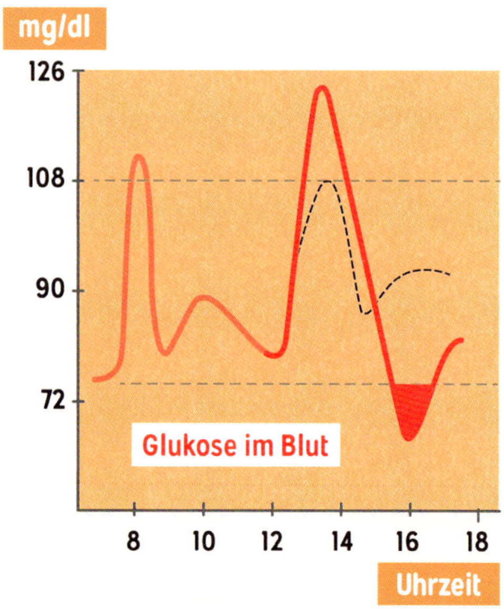

Heißhungerattacken – der Insulin-Tsunami

Kennen Sie dieses Gefühl: Sie haben gerade erst gegessen, sollten nun eigentlich für ein paar Stunden satt und zufrieden sein – und sind dennoch gleich wieder hungrig. Das macht doch eigentlich keinen Sinn, oder? Trotzdem verhält es sich oft so. Kommt nach einer Mahlzeit sehr viel Zucker in unser Blut, dann kann es leicht passieren, dass die Biochemie unseres Körpers regelrecht übersteuert.

Er reagiert also auf den erhöhten Blutzuckerspiegel sofort mit heftiger Insulinausschüttung. Er entfacht quasi eine rasante Insulin-Flutwelle und schleust damit den Zucker aus dem Blut heraus – so massiv, dass die Regulation über das Ziel hinausschießt. Und kurzfristig verbleibt nun sogar zu wenig Zucker im Blut. Daraufhin läuten dann aber sofort im Gehirn die Alarmglocken: Die Energieversorgung ist gefährdet, und das Stresshormon Adrenalin wird augenblicklich ausgeschüttet. Für uns spürbar in Form von unangenehmen Symptomen einer Unterzuckerung: Schwäche, Zittern, Pulsrasen und Heißhunger.

Der Körper sendet uns damit sein stärkstes Signal, um möglichst rasch wieder aus diesem Defizit herauszukommen. Am besten wieder direkt mittels Zucker, weil der eben schnell ins Blut geht und sofort Wirkung zeigt.

Und obwohl wir vom Kopf her ganz genau wissen, dass wir gerade erst eine üppige Mahlzeit hatten, ist es trotzdem möglich, dass durch diese Überreaktion auf Zucker sofort wieder unkontrollierbarer Hunger entsteht. Dies kann ohne weiteres auch mehrmals am Tag geschehen, selbst wenn Ihr Körper, kalorienmäßig betrachtet, sogar überversorgt ist. Das ist übrigens der Mechanismus, mit dem die gesamte Fastfood-Industrie höchst erfolgreich arbeitet.

Denn woraus bestehen Burger & Co.? Brötchen aus raffiniertem Getreide, also viel versteckter Zucker – und viel Salz dazu, zum Geschmacksausgleich. In der Regel ist auch noch ein großer Becher zuckerreiche Limo im Angebot dabei. Damit schnellt dann der Blutzucker garantiert gleich einmal hoch – und die Unterzuckerkrise folgt auf dem Fuß. Salate mit gesüßten Dressings schaffen das übrigens gleichermaßen. Obwohl Sie gerade Hunderte von Kalorien zu sich genommen haben, werden Sie wahrscheinlich nicht darum herumkommen, Ihren gerade produzierten Unterzucker mit einer weiteren

Bestellung auszugleichen, bevor Sie das Fastfood-Restaurant wieder verlassen. Und hier beginnt die Geschichte mit dem Insulin-Tsunami wieder von vorne. So funktioniert diese Schaukel – und so werden dann die Fettdepots an Bauch, Po, Beinen, Brust, Oberarmen weiter aufgefüttert.

Laura

Sie ist frustriert

Laura kann wahrlich ein Lied davon singen, was es heißt, ständig auf der Hut zu sein, wenn es ums Essen und ums Gewicht geht. Ja, sie weiß auch ganz genau, wie sich das abendliche Magenknurren anfühlt. Der Körper scheint so gar nicht damit einverstanden zu sein, dass er heute nichts mehr bekommt – nur die Vernunft spricht ein Machtwort.

Laura legt einfach so leicht zu, ohne zu erkennen, wieso. Dabei achtet sie auf ihre Ernährung, kauft bewusst und in Bio-Qualität ein, holt sich jede Woche frisches Gemüse vom Wochenmarkt und backt sogar Vollkornbrot, wenn es die Zeit erlaubt. Fastfood ist ohnehin kein Thema für sie. Und ja, sie macht auch Sport, hat ein Abo im Fitnessstudio, geht Radfahren und Wandern. Doch was nützt alle Disziplin, wenn das Ergebnis die Anstrengung gar nicht widerspiegelt?

»Ich meide schon jeden Spiegel, und beim Kleiderkaufen kriege ich schlechte Laune. Aber gar nicht essen ist doch auch keine Lösung, das macht nun wirklich keinen Spaß«, meint Laura.

Vor kurzem hat sie über ein Webinar zum Thema »Keto für Anfänger« herausgefunden, wie tückisch Blutzuckerspitzen sein können und dass ein mit Kohlenhydraten überversorgter Körper niemals auf seine Fettdepots zugreifen wird. Das hat sich alles ganz plausibel angehört. Die Schlappheit nach dem Essen, das frustrierende Gefühl, nie richtig satt zu sein … das passt plötzlich alles zusammen. »Vielleicht sind es ja wirklich die Kohlenhydrate, die mir ständig einen Strich durch die Rechnung machen?!«

So entsteht Diabetes

Die Bauchspeicheldrüse leistet Schwerstarbeit Eine zuckerdominierte Ernährung strapaziert mit der Zeit die insulinproduzierende Bauchspeicheldrüse. Sie nötigt sie nämlich mehrmals täglich zu Höchstleistungen. Oft genug auch so lange, bis es zu einem Abstumpfen der Körperzellen gegenüber den hohen Insulinmengen kommt.

Man spricht dann von einer Insulinresistenz. Der viele Zucker aus dem Blut schafft es nun nicht mehr in die Zelle. Und unsere Zellen leiden Mangel, obwohl doch mehr als genug davon da wäre.

Diabetes Nimmt all dies weiterhin seinen Lauf, erschöpfen sich mit der Zeit auch noch die unablässig insulinproduzierenden Zellen in der Bauchspeicheldrüse. Dann gibt es zu wenig Insulin, also zu wenig von den Schlüsseln – und der Zucker bleibt im Blut, weil er eben nicht mehr in die Zellen hinein kann.

Viel Zucker im Blut tut nicht gut Ein dauernd erhöhter Blutzuckerspiegel wie beim Diabetiker ist ein problematischer und gefährlicher Zustand mit schlimmen Folgen für unsere Organe: von Durchblutungsstörungen und folgenschweren Gefäßverschlüssen (Herzinfarkt, Schlaganfall), verminderten Enzymreaktionen, Nieren- und Nervenschäden bis hin zur Erblindung. Diese Auswirkungen können wir tagtäglich millionenfach in allen Kliniken dieser Welt beobachten.

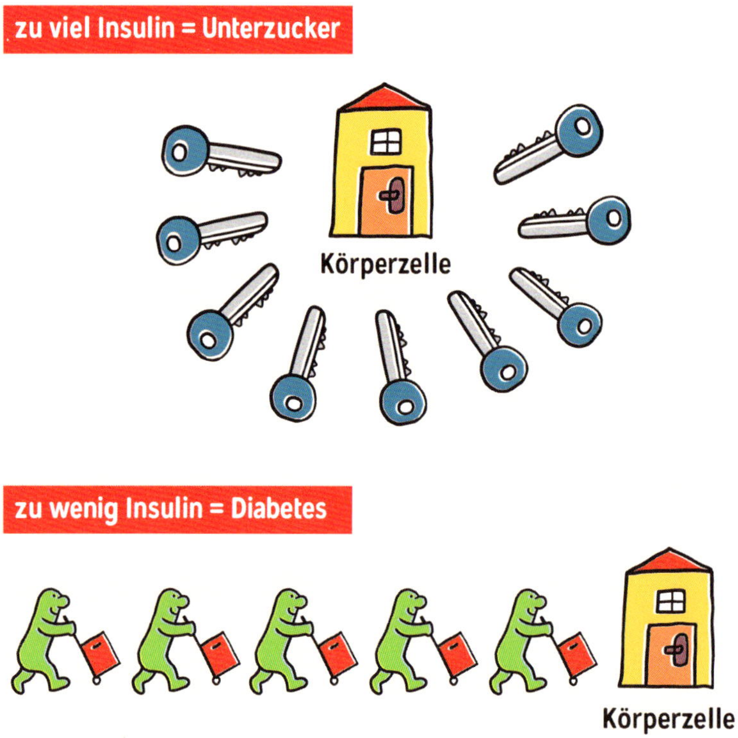

Sowohl zu viel Zucker als auch zu viel Insulin ist problematisch für unsere Zellen.

Raus aus der Insulin-Achterbahn!

Kohlenhydrate sind nicht an sich schlecht; die Menge macht erst das Problem für unseren Körper. Wir hatten in der gesamten Menschheitsgeschichte noch nie auch nur annähernd so viel konzentrierten Zucker in unserer Nahrung wie heute. Die Lösung ist im Grunde einfach: Gönnen Sie Ihrem Körper immer wieder mal eine Auszeit von den Kohlenhydraten. Wechseln Sie gelegentlich in den Fettverbrennungsmodus. Während Sie ketogen essen, schonen Sie auch gleichzeitig Ihre Bauchspeicheldrüse sowie das gesamte Regelwerk rund um das Insulin.

Eine gesunde ketogene Ernährung ist zudem vielseitig, reich an Geschmack und liefert Ihnen alle lebensnotwendigen Nähr- und Vitalstoffe in ausreichenden Mengen.

Möchten Sie Ihr Gewicht reduzieren?
Kohlenhydrate und Insulin sind physiologisch untrennbar verbunden. Und kein anderes Hormon in unserem Organismus fördert so sehr den Aufbau von Fettdepots. Wenn Sie also ungeliebte Fettpölster auflösen oder einfach nur Ihr Gewicht halten möchten, ohne ständig Kalorien zu zählen, dann sollten Sie Ihren Insulinspiegel bewusst niedrig halten. Am leichtesten geht das, indem Sie ketogen essen. Denn sobald einmal Ketonkörper zur Energieversorgung gebildet werden, harmonisiert sich das Auf und Ab Ihres Blutzuckerspiegels ganz von allein – verbunden mit dem angenehmen Gefühl von nachhaltiger Sättigung.

Ketose: Die B-Seite spielen

Was also tun? Wenn uns die herkömmliche Art zu essen auf Dauer krank macht, dann brauchen wir einen Plan B. So wie eine Schallplatte zwei unterschiedliche Seiten hat, verfügt unser Stoffwechsel über 2 Programme.

Die A-Seite bespielen wir alle tagtäglich. Denn unsere Ernährung ist, wie eben geschildert, auf schnelle Energie über Zucker (Glukose) ausgelegt. Die meisten Menschen verlassen diese A-Seite im Laufe ihres Lebens so gut wie gar nicht; die Mehrzahl ist sich einer zweiten Seite überhaupt nicht bewusst. Aber im Grunde entspricht dies nicht unserer Biologie. Und wie wir heute wissen, ist es langfristig mit klaren gesundheitlichen Risiken und Nachteilen verbunden.

Aber da gibt es auch noch die B-Seite: alternative Energie aus der Fettverbrennung. Diese schaltet sich nur dann ein, wenn eben keine kohlenhydratreiche – oder auch mal gar keine – Nahrung zur Verfügung steht. Um die Versorgung aller Zellen auch unter diesen Bedingungen zu sichern, schaltet unser Körper in einen anderen Modus um. Er bezieht dann seine benötigte Energie fast vollständig aus Fett – und dieser Zustand heißt Ketose.

Ketose ist natürlich

Zum besseren Verständnis, weshalb unser Körper die Ketose überhaupt beherrscht, lohnt sich ein Blick weit zurück in der Evolutionsbiologie. Über Jahrtausende hinweg war es für uns Menschen normal, kohlenhydratarm und ketogen zu essen. Es ist noch überhaupt nicht so lange her, da konnte sich die Mehrheit unserer Vorfahren ihre Nahrung keineswegs in solcher Weise aussuchen, wie es heute in der westlichen Welt üblich ist.

Was waren früher unsere Nahrungsquellen, als Lagerhaltung noch kein großes Thema war? Wildpflanzen, Wildfrüchte, Nüsse, Wurzeln, Pilze – und nach Verfügbarkeit auch Fleisch, Fisch oder Eier. Zucker gab es nur saisonal begrenzt in Form von Früchten und Honig, auch Stärke war in den meisten Pflanzen wenig enthalten. Alleine über das natürlich vorhandene Angebot ergab sich ganz von selbst ein hoher Fettanteil in der Ernährung. Bei indigen lebenden Völkern ist das auch heute noch so.

Hier eine kleine Anekdote, um dies zu veranschaulichen: Anfang des

20. Jahrhunderts lebte der Harvard-Anthropologe Vilhjalmur Stefansson bei Inuit in der kanadischen Arktis – seine Ernährung bestand dabei monatelang praktisch nur aus Fisch, Fleisch und viel Fett. Er beschrieb seinen Gesundheitszustand unter dieser typischen »Inuit-Ernährung« als so gut wie noch nie in seinem Leben.

Und ein auch nicht ganz unwichtiger Faktor: In früheren Zeiten stand viel mehr Bewegung auf dem Tagesprogramm. Weite Strecken waren zu Fuß zurückzulegen. Menschen haben damals im Durchschnitt täglich etwa 20 000 Schritte gemacht. Heute schaffen die wenigsten das empfohlene Minimum von 5000 Schritten.

Gesundheitlich gesehen, kommen wir mit wenig Nahrung weitaus besser zurecht als mit zu viel. Als Menschen waren wir ständig mit zwei verschiedenen Situationen konfrontiert. Saisonale Zeiten des Überangebots wechselten sich mit kargen Zeiten und knapper Nahrungszufuhr ab; diese Rhythmik war selbstverständlicher Teil des Lebens.

Es ist also kein Wunder, dass unser Organismus sich so perfekt auf ein alternatives Energieprogramm umstellen kann. Dies war in der Menschheitsgeschichte schlicht überlebensnotwendig. Unsere Biologie hat sich darauf eingestellt – und sie ist es auch noch heute. Wir sind für beide Ernährungsweisen bestens gerüstet.

Die ketogene Ernährung ist also ganz und gar keine neue Erfindung. Wir Menschen waren ursprünglich häufiger und länger in der Ketose als im Zuckerstoffwechsel. Man geht heute davon aus, dass wir früher zumindest 60 % unserer Lebenszeit in der Fettverbrennung und maximal 40 % im Glukosestoffwechsel verbracht haben.

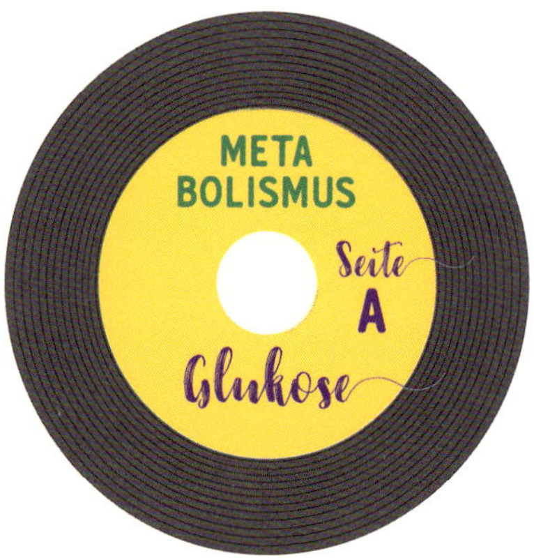

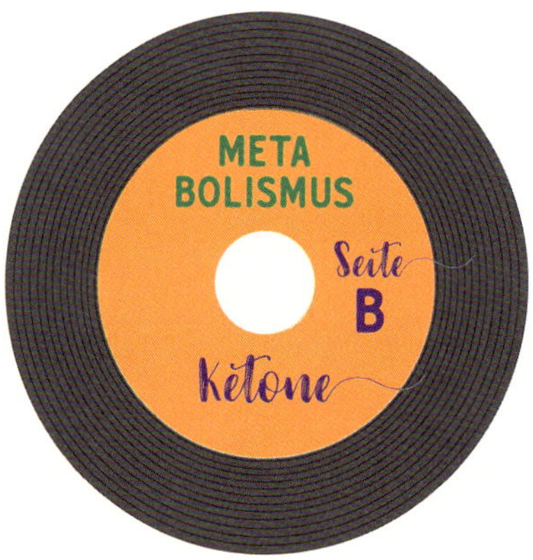

Wie essen wir heute?

Im Gegensatz dazu nimmt das Zuckerprogramm heutzutage für die allermeisten Menschen 100 % ein:

- Kohlenhydratreiche Ernährung wird meist noch als Dogma in der klassischen Ernährungspyramide dargestellt. Egal wohin wir heute blicken, ob in Supermärkte, Restaurants oder Imbissbuden an jeder Straßenecke – wir sind von Kohlenhydraten regelrecht umzingelt.
- Es gibt generell einen großen Qualitätsunterschied zu den natürlichen Lebensmitteln, die uns früher zur Verfügung standen. Viele unserer Nahrungsmittel sind heute industriell verarbeitet – und enthalten zugesetzte Zucker.
- Dazu kommt noch die Häufigkeit unserer Mahlzeiten. Morgens, mittags, abends wird routinemäßig gegessen, oft verzehren wir zwischendurch Snacks oder Naschereien und vielleicht noch eine Spätmahlzeit.

« Bei der ketogenen Ernährung spielen wir die B-Seite unseres Stoffwechsels, dabei bezieht unser Körper die Energie aus Fett.

Die logische Folge: Unser Körper hat pausenlos frischen Zucker zur Verfügung – und aktiviert sein Fettverbrennungsprogramm überhaupt nicht mehr.

Ketose hält gesund

Doch die Ketose hat sehr viel mehr zu bieten als bloßes Überleben. Dass wir Menschen früher mehr Zeit auf der B-Seite verbracht haben als auf der A-Seite, hat uns auch entscheidende gesundheitliche Korrekturen geschenkt. Die vielen Vorteile können sich sehen lassen und sind mittlerweile sehr gut erforscht – falls Sie noch zweifeln, lesen Sie bitte weiter …

Den Ketosemodus erreichen

Damit Ihr Körper in den Ketosemodus schaltet, bedarf es einiger Faktoren:

- Die tägliche Kohlenhydratmenge muss anfangs auf maximal 5 % (ca. 20 – 25 g) Ihrer Gesamtenergiezufuhr reduziert sein.
- Dabei darf der tägliche Eiweißanteil nicht erhöht werden. Sonst beginnt Ihr Körper nämlich, sich aus den Eiweißbausteinen selbst Zucker zu bauen.
- Ihre Leber muss zu einer verstärkten Ketonkörperproduktion angeregt werden.
- Dazu kommt dann noch der Faktor Zeit – es braucht eine Weile, bis sich die Stoffwechselabläufe umgestellt haben.

Die vielen Vorteile der Ketose

Die Gründe dafür, dass ein ketogener Ernährungsstil immer mehr Anhänger findet, sind wahrlich vielfältig:

25 % mehr Energie Stellen Sie sich einfach einmal vor, Ihr Körper wäre ein Auto, das mit zweierlei Treibstoff fahren kann: Mit einer Tankfüllung Ketone kämen Sie dabei deutlich weiter als mit einer Glukose-Tankfüllung. Und noch mehr als das: Ketone sind für unsere Zellen eine leicht erschließbare Energiequelle. Im Gegensatz zu Glukose sind sie nicht auf Insulin angewiesen, um in unsere Mitochondrien (die Kraftwerke in den Zellen) hinein zu gelangen. Anders gesagt, Keto boostet Ihre Mitochondrien. Dieser physiologische Prozess hebt Ihr Energieniveau, verbessert Ihre Trainingsleistung und verhindert Müdigkeitseinbrüche.

Sauberer Stoffwechsel Zugleich verbrennt Ihr Auto im Ketonbetrieb auch noch sauberer, stößt also weniger Schadstoffe aus. Die Auspuffgase, die beim Verbrennungsmotor entstehen, sind, in die Sprache unserer Biologie übersetzt, die freien Radikale. Diese zellschädigenden Sauerstoffverbindungen (Reactive Oxygen Species, ROS) fallen in der Ketose in geringerem Maße an. Dadurch vermindert sich der oxidative Stress in Ihrem Organismus.

Stabiler Blutzucker Der stabile Blutzuckerspiegel während der Ketose schützt vor Zivilisationserkrankungen wie Gefäßverkalkungen, Herz-Kreislauf-Problemen, Bluthochdruck oder erhöhten Blutfetten. Die ketogene Stoffwechsellage beugt übrigens auch Insulinresistenz vor und verbessert bereits bestehenden Diabetes.

Weniger Entzündungen Ketonkörper, der Brennstoff in der Ketose, sind fähig, entzündungsfördernde Proteine zu binden und damit unschädlich zu machen. Es kommt zu einem allmählichen Abnehmen von Entzündungen im Körper. Dies und zusätzlich die Tatsache, dass Ketone auch die Ausschüttung von Neurotransmittern harmonisieren, wirkt sich günstig auf chronische Schmerzgeschehen aus. Bei Fibromyalgie, Rheuma, entzündlichen Darmbeschwerden, wie auch bei den immer häufigeren Autoimmunerkrankungen sind diese günstigen Einflüsse vielfach dokumentiert.

Gut für das Gehirn Ketone sind das bevorzugte Futter für Ihr Gehirn. Im Ketosezustand haben Sie Ihr perfektes Brainfood immer mit dabei. Durch die kontinuierliche Versorgung ohne Hochs und Tiefs gibt es auch keine mahlzeitenabhängigen Leistungsknicks mehr. Konzentrations- und Merkschwächen, umgangssprachlich als »Brainfog« bezeichnet, sind dann kein Thema mehr. Die vermehrte Freisetzung von Neurotransmittern beugt Alzheimer oder Demenz vor und schützt vor neurodegenerativen Erkrankungen. Nicht von ungefähr wird eine strenge Form der ketogenen Diät bei Epilepsie bereits seit über hundert Jahren erfolgreich eingesetzt.

Verbesserter Schlaf Auch hier wirken sich Ketone positiv auf unsere Gehirnchemie aus. Sie fördern die Aktivität des Neuromodulators Adenosin und begünstigen damit einen entspannten Schlaf mit längeren REM-Phasen – ein nicht unerheblicher Faktor für eine gute Lebensqualität.

Laura

Sie setzt auf Keto

Laura hat weiter recherchiert und sich schlau gemacht. Abnehmen ganz ohne Hungern, das klingt ja fast zu schön, um wahr zu sein. Doch inzwischen ist sie überzeugt genug, um es auf einen Versuch ankommen zu lassen. Low-Carb, daran ist sie ja ohnehin schon seit Jahren gewöhnt. Kann ja nicht so schwer sein, sie einfach komplett wegzulassen, die Kohlenhydrate, oder? Auch bei zwei Ketogruppen im Internet ist Laura mittlerweile stille Mitleserin. Denn erst wenn frau etwas versteht, kann sie wirklich gut entscheiden, war schon immer ihre Devise. Sie will jetzt auch gleich Nägel mit Köpfen machen und die gesunde Ernährung dabei nicht vernachlässigen.
Sie entscheidet sich für das Wunderleicht-Keto-Programm aus 3 Gründen: weil es medizinisch fundiert ist, die Rezepte lecker und schnell zubereitet sind – und weil sie der Gedanke eines zeitlich limitierbaren Programms sehr anspricht: Denn es muss ja nicht gleich eine Entscheidung für den Rest des Lebens sein …

Anti-Aging Phasen mit ketogener Ernährung reaktivieren die metabolische Flexibilität Ihres Stoffwechsels. Das bringt enorme gesundheitliche Vorteile mit sich, macht Sie widerstandsfähiger – und ist ein fantastisches Anti-Aging-Programm. Ketone beeinflussen als sogenannte HDAC-Inhibitoren die Wirkung von Proteinen, die eine wichtige Rolle bei der Zellteilung spielen. Damit schützen Sie gezielt Ihre DNA vor Schäden durch Alterung.

Krebsvorsorge Entsprechend hilfreich ist dieser zellschützende Effekt auch in der Krebsvorsorge. Ketone sind extrem nützlich, wenn es darum geht, defekte und beschädigte Zellen zu vermindern, da sie die natürliche Apoptose – den physiologischen Zell-Aufräumprozess – fördern.

Keine Heißhungerattacken Wenn Sie ketogen essen, gibt es keine Heißhungerattacken durch Unterzuckerung mehr. Und dies ist wahrhaft befreiend: Das Essen kann auch mal eine Stunde oder mehr warten, denn Ihre Energiebereitstellung läuft ja über Ihre körpereigenen Fettdepots kontinuierlich weiter. Sie mögen dann vielleicht Lust auf Essen haben – aber Ihr Körper knickt deshalb nicht gleich ein. Sie fühlen sich trotzdem stark und stabil.

Abbau von Übergewicht Und nicht zuletzt: Keto ist für viele Menschen eine angenehme Möglichkeit, Ihr Wunschgewicht zurückzuerlangen oder zu halten. Wenn Sie sich nach dem ketogenen Prinzip ernähren, sind Sie schneller satt – und bleiben es auch länger. Denn Fett sättigt besser als Eiweiß oder Kohlenhydrate. Dies liegt unter anderem am Verdauungsablauf: Fettreiche Speisen verweilen länger im Magen, dadurch erreichen auch mehr Sättigungssignale das Gehirn. Anders ausgedrückt: Wer sich noch nie ketogen ernährt hat, kennt solch ein tiefes Satt- und Genährtsein vermutlich noch gar nicht.

Und es gibt noch ein paar ganz handfeste praktische Gründe, warum ketogen essen eine gute Idee ist:

- Keto ist einfach: Sie benötigen keine speziellen Lebensmittel dazu. Und wenn Sie sich in Ihre neue Art zu essen und zu kochen eingewöhnt haben, ist diese Form der Ernährung im Alltag zu Hause, bei der Arbeit und auch unterwegs mühelos umzusetzen.
- Keto schmeckt gut: Die meisten Aromastoffe in unserer Nahrung sind fettlöslich.
- Und ja, Keto geht auch als Kur: Ketogen essen ist sowohl als kurzzeitiger Stoffwechselimpuls geeignet als auch für längere Zeit, um intensiver an gesundheitlichen Themen zu arbeiten.

Fünf Keto-Mythen – und was wirklich stimmt

»Es gibt keinen Beweis, dass eine Fettreduktion schlecht für die Gesundheit ist«

Doch, im Grunde gibt es den schon. In den letzten 50 Jahren wurde nämlich eine Langzeitstudie an der menschlichen Bevölkerung, mit hohen Mengen an raffinierten Kohlenhydraten und wenig Fett, durchgeführt. Und schauen Sie, wohin es uns gebracht hat: Fettleibigkeit, Hypercholesterinämie, Bluthochdruck, Arteriosklerose, Diabetes, Demenz. Es gibt also Evidenz in Hülle und Fülle, die beweist, dass dies nicht gut funktioniert. Ketogene Ernährung hingegen ist nachweislich gesundheitsfördernd, wenn man sie richtig durchführt.

»Keto enthält ja so viel Eiweiß«

Auch das stimmt nicht. Denn eine gesunde ketogene Ernährung enthält, wenn sie richtig umgesetzt ist, eine moderate Menge an Protein. Genau jene Menge, die Sie brauchen, damit Ihr Körper stark und vital bleibt.

»Jeder braucht Kohlenhydrate«

Nun, so etwas wie ein essenzielles Kohlenhydrat gibt es für unseren Organismus nicht. Unser Gehirn, unser Herz, unser gesamter Körper kann problemlos mit Ketonen betrieben werden. Jene geringe Menge an Glukose, die wir tatsächlich benötigen, kann sich unser Körper selbst herstellen. Wir können also sowohl mit als auch ohne Kohlenhydrate perfekt funktionieren. Gesundheitlich gesehen ist es ideal, wenn beide Energieprogramme abwechselnd zum Zuge kommen.

»So viel Fett kann nicht gesund sein«

Wenn Studien fettreiche Diäten mit Körperproblemen in Verbindung bringen, werden Sie beim genaueren Lesen herausfinden, dass zugleich immer auch eine höhere Menge an Kohlenhydraten verabreicht wurde. Fette sind sehr sicher für den Körper, solange man die Kohlenhydrate aus dem Spiel lässt.

»Der Keto-Effekt ist nicht nachhaltig«

Aber das ist er sehr wohl. Die ketogene Ernährung wird Ihren Heißhunger vertreiben. Sie werden generell weniger Hunger verspüren, mehr Energie haben und Ihre Stimmung wird richtig gut sein. Die ketogene Ernährung wird Ihnen erlauben, sich auf vielen Ebenen besser zu fühlen – und dies auch langfristig ohne Komplikationen oder Nebenwirkungen.

Was sind Ketone?

Ketone sind für unseren Körper leicht zu erschließende Energieträger. Sie werden hauptsächlich in der Leber aus Fett(säuren) gebildet und gelangen auf dem Blutweg überall hin im Körper, wo sie gebraucht werden. Sie sind quasi universell nutzbar, denn alle unsere Gewebe können auf Ketonverwertung umschalten. Selbst durch die restriktive Blut-Hirn-Schranke gelangen sie problemlos, daher können sie auch unser Gehirn rasch und nachhaltig mit guter Energie versorgen.

Unser Körper stellt Ketone nicht nur im Zuge einer ketogenen Ernährung her. Denn diese sind unsere Energie-Joker, die uns erlauben, auch unter erschwerten Bedingungen optimal zu funktionieren: bei Nahrungsmangel oder großer körperlicher Anstrengung, auch in der Schwangerschaft und unter den Geburtswehen – verlässlich sind Ketone zur Stelle. Säuglinge und Kleinkinder, deren Glykogenspeicher noch kleiner sind, wechseln binnen Stunden in die Ketose hinein und wieder zurück. Als Erwachsene benötigen wir dann zwar länger zum Umschalten, doch die Ketonbildung bleibt für jeden von uns Zeit unseres Lebens erreichbar.

Ganz nebenbei sind Ketone auch noch ein richtiger Supertreibstoff. Denn erst einmal aktiviert, steckt auch noch mehr Energie im Keton als in der Glukose. Unser »Körpermotor« läuft also unter Ketonantrieb deutlich länger und weiter. Und nicht nur das: Gleichzeitig verbrennen Ketone auch noch sauberer als Zucker – es fallen also weniger Abfallprodukte im Körper an. Ein über die Jahre unschätzbarer Vorteil, wenn es um den Schutz vor oxidativem Stress geht.

Wie komme ich in die Ketose?

Im Grunde ist es ganz einfach. Es gibt nur 2 Einschaltknöpfe für den Ketosemodus in Ihrem Körper:

Entweder Sie essen nicht: Sie fasten Wenn Sie nicht mehr als 500 Kalorien täglich zu sich nehmen, z. B. über Gemüsesäfte und Tees, wird Ihr Körper schon nach wenigen Tagen in die Ketose, die intensive Fettverbrennung, schalten.

Oder Sie essen anders: Sie ernähren sich ketogen Dabei verwenden Sie in erster Linie Fett als Energielieferant und verzichten weitgehend auf Kohlenhydrate. Auch damit werden Sie langsam, aber sicher in der Ketose landen.

Fasten ist ganz klar ein Raketenstart in Sachen Ketose und bringt Sie binnen kürzester Zeit in den Fettverbrennungsmodus. Sie können auf diese Weise kurzfristig – über Tage oder wenige Wochen – die vielen Vorteile der Ketose maximal für sich nutzen.

Doch Sie können schließlich nicht ewig fasten. Und besonders interessant wird es ja dann, wenn Sie auch langfristig von der ketogenen Stoffwechsellage profitieren möchten. Was Sie dafür brauchen, ist eine Ernährungsform, die Sie in der Ketose belässt – obwohl Sie sich sattessen und Ihren Körper täglich mit allen Nährstoffen und der Energie versorgen, die er braucht. Anders betrachtet imitieren Sie mit der ketogenen Ernährung einen Fastenstoffwechsel und machen sich die Vorteile im Alltag zunutze.

Die Cholesterinstory: Feind – oder Freund?

Cholesterin ist ein absolut unverzichtbarer Stoff in unserem Körper. Ein paar Beispiele gefällig? Cholesterin ist in jeder einzelnen Zellmembran enthalten und bildet die Grundsubstanz für alle Sexualhormone oder auch die wichtigen Stresshormone der Nebennieren. Und apropos Hormone, es ist auch Ausgangsstoff für die Vitamin-D3-Synthese über unsere Haut. Doch damit nicht genug. Ohne Cholesterin gibt es auch keine Gallensäureproduktion und somit keine funktionierende Fettverdauung.

Deshalb hat uns die Natur auch absolut autark bezüglich dieses wertvollen Stoffs gemacht. In der Regel nehmen wir unser benötigtes Cholesterin nur zu maximal 20% über die Nahrung auf. Mehr als 80% davon baut sich unser Körper selbst. Und sogar unter völlig cholesterinfreier (veganer) Ernährung können wir uns vollständig selbst versorgen.

Gefährlich wird Cholesterin dann, wenn es sich an den Wänden unserer Blutgefäße festklebt und dort Entzündungen und Gefäßverschlüsse mit fatalen Folgen auslöst. Doch das passiert nur, wenn wir zu viel von der falschen Sorte an Cholesterin in unserem Blut haben. Denn nicht jedes Zuviel an Cholesterin ist wirklich bedrohlich: Nach heutigem medizinischem Wissensstand erlaubt die Höhe des Gesamtcholesterins allein keinen relevanten Rückschluss auf Ihr Herzerkrankungsrisiko. Es kommt nämlich darauf an, welche Komponenten des Cholesterins tatsächlich erhöht sind.

Dazu ist es wichtig zu wissen, dass Cholesterin nicht einfach so frei in unserem Blut herumschwimmen kann. Es muss immer in ein Protein verpackt sein. In unseren Blutgefäßen fließen also ausschließlich sogenannte Lipoproteine – und davon gibt es nun zwei Grundtypen, nämlich das LDL (Low Density)- und das HDL (High-Density)-Lipoprotein.

Über längere Zeit galt in der Medizin die Aufteilung in »gutes« HDL- und »schlechtes« LDL-Cholesterin. Dieser Zugang ist veraltet und nicht mehr zielführend. Denn es gibt, wie wir heute wissen, auch beim LDL wiederum eine harmlose, voluminöse Variante, die keinen Schaden anrichtet. Die »Bösewichte«, das sind die kleineren, festeren Partikel, im Fachjargon »Small Density LDL« oder »s-LDL« genannt, die sich an die Arterienwände heften und dort Entzündungen und Arteriosklerose provozieren.

Was entscheidet nun, welches der beiden LDL-Cholesterine sich vermehrt in unserem Körper aufhält? Ja, wieder einmal, was wir essen! Die aktuelle medizinische Forschung liefert uns dazu ganz neue Sichtweisen. So galt es beispielsweise über lange Zeit als unbestritten, dass eine fettreiche Nahrung automatisch zu schlechten Blutfetten führt. Doch gerade das Gegenteil ist der Fall. Eine kohlenhydrat- und zuckerreiche Ernährung heizt die Produktion von Triglyzeriden an und senkt das schützende HDL-Cholesterin. Dazu bilden sich auch noch vermehrt die gefährlichen s-LDL-Partikel.

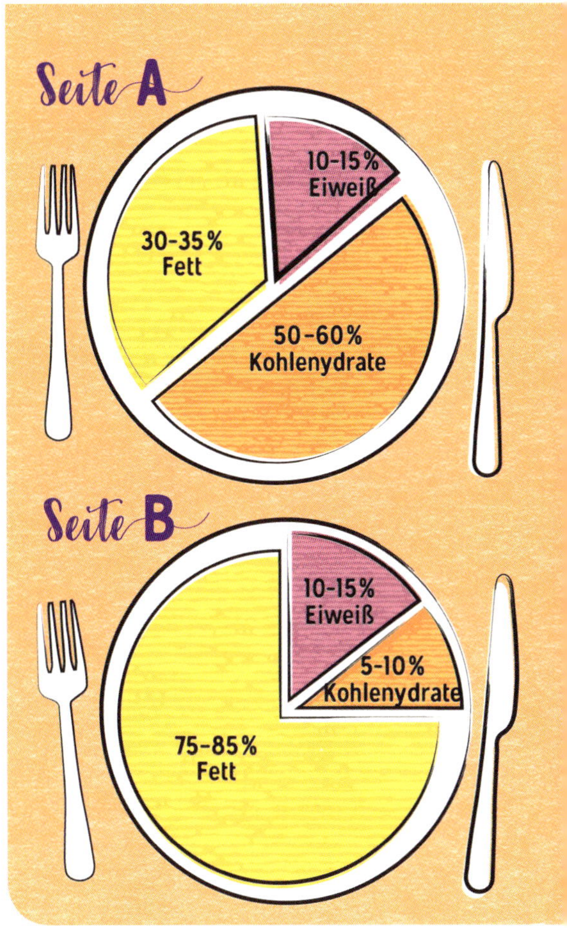

Unsere übliche Ernährung, die A-Seite, ist sehr kohlenhydratreich. Wenn wir auf die B-Seite wechseln wollen, bei der der Körper seine Energie aus Fett zieht, müssen die Kohlenhydrate herunter- und die Fette hochgeschraubt werden.

Immer mehr Studien kommen heute zu dem Schluss, dass gute Fette in unserer Nahrung das Cholesterinprofil deutlich verbessern, indem sie die Bildung der schützenden, bauschigen LDL-Cholesterin-Partikel begünstigen.

Übrigens: Ballaststoffe, wie wir Sie mit unserer ketogenen Ernährung über das viele Gemüse in Hülle und Fülle zuführen, sind besonders bei hohem Cholesterinspiegel hilfreich und wertvoll. Sie binden nämlich unerwünschte Cholesterinpartikel im Darm und helfen mit, diese zügig wieder auszuscheiden.

Fett als bester Energielieferant

Was ketogene Ernährung wirklich bedeutet, wird am besten sichtbar, wenn wir die Aufteilung unserer Nährstoffe einmal konkret vergleichen.

Teller 1 zeigt die Makronährstoffe Fett, Eiweiß und Kohlenhydrate im Rahmen einer ausgewogenen »Standardernährung«, wie sie z. B. auch die Ernährungsgesellschaften im D-A-CH-Raum empfehlen. Bezogen auf Ihre tägliche Gesamtenergiezufuhr findet sich ein hoher Kohlenhydratanteil von über 50%, 10–15% Eiweiß und 30–35% Fett. Das wäre also die A-Seite.

Auf der B-Seite, also im ketogenen Modus, sieht die Aufteilung ganz anders aus. Hier schrumpft der Kohlenhydratanteil auf maximal 5–10%, und der Fettanteil wächst dafür auf beachtliche 75% der Gesamtkalorienmenge. Der Eiweißanteil bleibt gleich, dieser Bedarf verändert sich nicht.

In Prozentzahlen ausgedrückt, ist das alles ganz klar und logisch. Wenn es dann aber um die praktische Umsetzung geht, wären Sie nicht die erste Person, die zu Beginn der Umstellung von den tatsächlichen Fettmengen dennoch überwältigt ist … da ist Sie dann wieder, unsere fehlgeleitete Fettprägung der letzten Jahrzehnte.

Abnehmen mit Keto – wie geht das?

Abnehmen mit ketogener Ernährung funktioniert. Mehr noch, Keto ist in Sachen Abnehmerfolg deutlich erfolgreicher als es fettreduzierte Diäten jemals waren.

Der Schlüssel zum Abnehmerfolg mit Keto ist eine Stoffwechselumstellung. Kaum Kohlenhydrate und viel Fett in der Ernährung führen zu einer Verlagerung der Energiegewinnung weg vom Standardbrennstoff Glukose, hin zu Ketonen. Sobald unser Körper sich wieder erinnert, wie er Fettpölster für die Gewinnung eben dieser Ketonkörper verwendet, beginnt das Abspecken.

Werden Sie zum Fatburner Viele Menschen sind vom Stoffwechseltyp her kohlenhydratsensitiv. Sie fühlen sich nach einer kohlenhydratreichen Mahlzeit eher schlapp und unzufrieden, die Verdauung ist dann träge und der Körper speichert lieber Substanz ein, als dass er loslässt … Falls Ihnen das bekannt vorkommt, dann ist es gut möglich, dass Sie mit einer ketogenen Ernährung auf lange Sicht abnehmen – und sich darüber hinaus auch noch rundum wohler fühlen.

Keto-Diät in der Medizin: 200 Jahre Geschichte, von der fast keiner weiß …

Beginnen wir im Jahr 1797

Der britische Militärarzt John Rollo dokumentiert die erfolgreiche Therapie von zwei übergewichtigen, zuckerkranken Offizieren über eine extrem fettreiche »Fleischdiät«. Damit rettet er den beiden definitiv das Leben, denn Diabetes war zu jener Zeit eine dramatische Diagnose; Medikamente zur Therapie gab es keine. Den Zuckerkranken blieb nur die Möglichkeit, entweder auf alle Kohlenhydrate strikt zu verzichten – oder bald einmal das Zeitliche zu segnen. Entsprechend griffen viele Ärzte damals diesen ersten Keto-Ansatz auf, und die »Fleischdiät« blieb noch etwa 150 Jahre lang, bis zum Einsatz von Insulin, eine populäre Therapieform.

Um die Mitte des 19. Jahrhunderts (1864) schrieb dann der englische Unternehmer William Banting sogar einen Bestseller darüber. Er litt an hartnäckigem Übergewicht mit allen dazugehörigen Begleiterscheinungen: Kurzatmigkeit, Bluthochdruck, erhöhte Blutfette, Gelenkschmerzen, Verdauungsbeschwerden – also den klassischen Zeichen eines metabolischen Syndroms, wie wir es auch heute kennen. Nach zahlreichen fehlgeschlagenen Diätversuchen wurde er unter der Fett-Ernährung sein Übergewicht endlich los – und sein Gesundheitszustand verbesserte sich schlagartig. Begeistert und inspiriert schrieb er in seinem Büchlein »Letter on Corpulence« über seine Erfolge. Seine »Banting-Diät« wurde vielfach nachgeahmt und auch in Kliniken eingesetzt.

1916 wird die streng stärke- und zuckerfreie Ernährung zur Behandlung von Epilepsie erstmals wissenschaftlich dokumentiert. Aus diesem Ansatz heraus entwickelte sich dann die ketogene Diät bei Epilepsiepatienten, die heute weltweit erfolgreich eingesetzt wird. Danach wurde es eine Weile eher ruhig um die ketogene Ernährung als Therapieform. Eine Reihe neuer Medikamente fand Einzug in die Medizin. Sowohl Epilepsie als auch Diabetes verloren durch neue Behandlungsmethoden ihren Schrecken. Die Ernährung als Heilmittel trat mehr und mehr in den Hintergrund.

Vor 30 Jahren startete das Comeback

Seit den 1990er-Jahren wird die ketogene Ernährung auch in Zusammenhang mit der Krebsbehandlung als Begleittherapie intensiv erforscht – mit interessanten Ergebnissen und mittlerweile viel versprechenden therapeutischen Ansätzen. Auch im Bereich der neurodegenerativen Erkrankungen und der Demenzforschung beginnt sie in den letzten 10 Jahren zunehmend eine Rolle zu spielen. Mittlerweile erkennt man das Potenzial der ketogenen Ernährung bei einer Vielzahl von Erkrankungen, die alle mit Entzündungsreaktionen und einem gestörten Blutzuckerstoffwechsel einhergehen, wie Übergewicht, Hypercholesterinämie, Bluthochdruck, Herz-Kreislauf-Erkrankungen, Insulinresistenz und Diabetes, aber auch Krebs und neurodegenerative Krankheiten (Alzheimer, Demenz, Parkinson, Multiple Sklerose). Und nicht zuletzt werden Beschwerden wie Allergien, Rheuma, Morbus Crohn bis hin zu Migräne und PCO-Syndrom (polyzystisches Ovarial-Syndrom) günstig beeinflusst.

Angesichts dieser faszinierenden Erkenntnisse und therapeutischen Möglichkeiten können wir eines jetzt schon mit Sicherheit sagen: Die ketogene Ernährung ist definitiv viel mehr als eine vorübergehende Mode-Diät und wird ihren festen Platz im Spektrum der Ernährungstherapien in der Zukunft noch weiter ausbauen.

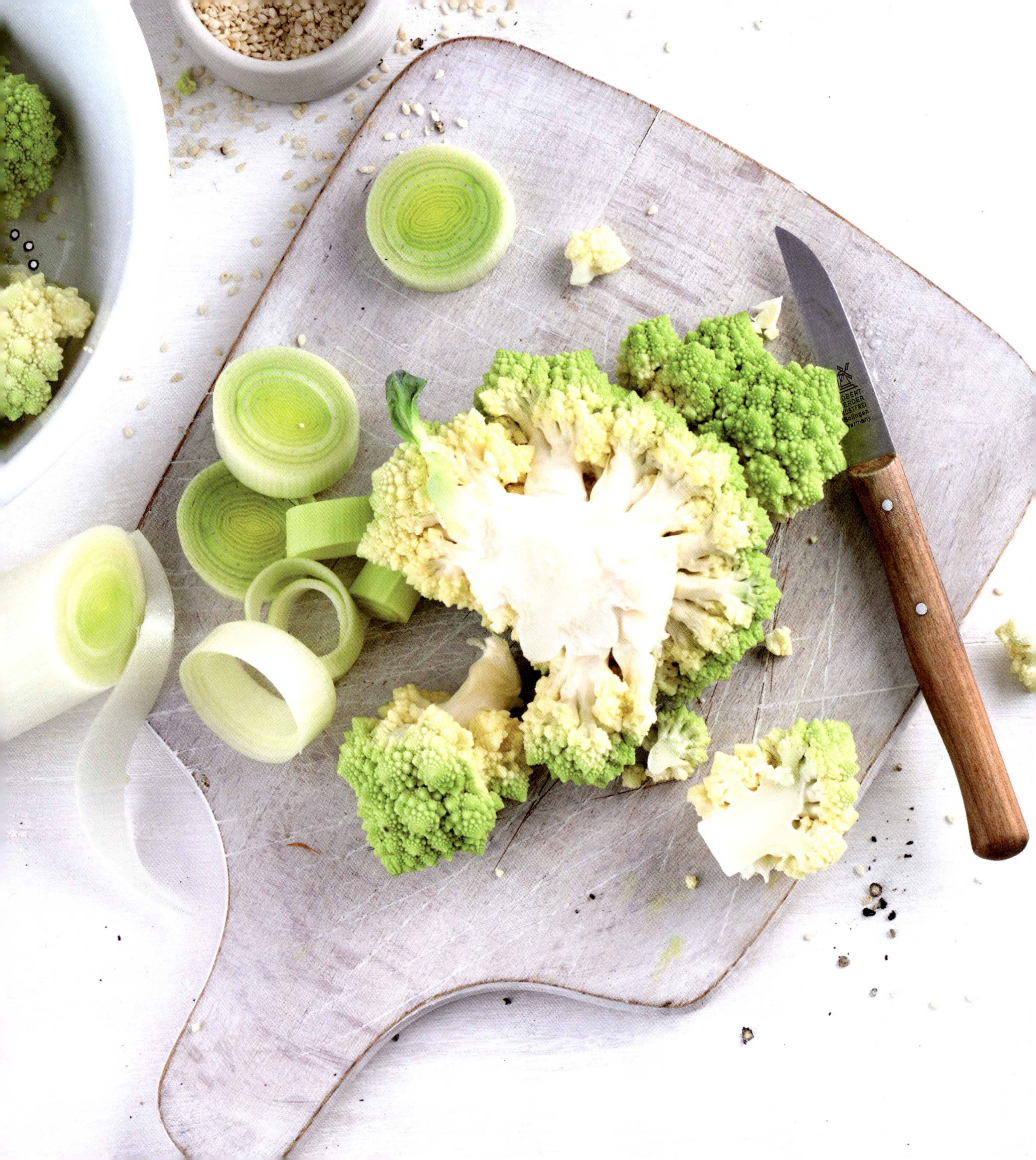

Ihr Wunderleicht-Keto-Programm

So bereiten Sie sich vor

Stellen Sie sich innerlich auf Keto ein – lassen Sie es in Ihrem Kopf wirken. Lesen Sie das Buch zu Ende, blättern Sie durch die Rezepte. Stellen Sie sich vor, wie Sie schon in den nächsten Tagen ketogen essen werden und wie Ihnen das ganz leicht gelingt.

Überlegen Sie erst gar nicht, wie Sie alle ungeeigneten Lebensmittel jetzt noch möglichst aufbrauchen können, bevor Sie loslegen. Nein. Verschenken Sie diese am besten an Freunde, Nachbarn oder Familie. Und los geht's!

Was Sie essen dürfen

Öffnen Sie Ihren »neuen« Keto-Kühlschrank oder Ihre Keto-Vorratskammer … was ist da nun alles enthalten? So gut wie alles, was Sie für die ketogene Ernährung wirklich brauchen, finden Sie in jedem Supermarkt. Sie benötigen in erster Linie einfache Lebensmittel. Lassen Sie uns zunächst durch alle Lebensmittelgruppen gehen, damit Sie den nötigen Überblick bekommen und wissen, was Sie alles essen dürfen.

Grünes Licht für Gemüse

Sie lieben Gemüse? Perfekt! Hier können Sie im Rahmen der ketogenen Ernährung nämlich ordentlich zulangen. Die allermeisten Gemüse sind kohlenhydratarm und damit bestens geeignet. Verwenden Sie nach Herzenslust Brokkoli, alle Kohlgemüse, Zucchini, Auberginen, Tomaten, Pilze, Spinat, Mangold, Sellerie, Fenchel, Topinambur, Gurken, Paprika, Blattsalate und Avocado. Süßlich schmeckende Gemüse wie Karotten, Rote Bete oder Kürbis können nur in kleinen Mengen mitverwendet werden. Problematisch sind lediglich stark kohlenhydratreiche Gemüse wie Kartoffeln, Süßkartoffeln, Pastinaken und Mais.

Keto-freundliches Obst

Wenn Sie auf Regionalität Wert legen, dann halten Sie sich beim Obst am besten an alle heimischen Beerenarten, wie Erdbeeren (5 g KH/100 g), Himbeeren (5 g KH/100 g), Brombeeren (6 g KH/100 g), Heidelbeeren (6 g KH/100 g), Johannisbeeren (5 g KH/100 g), Stachelbeeren (7 g KH/100 g) und Aronia (7 g KH/100 g).

Haben Sie selbst eigene Beeren im Garten? Dann nutzen Sie den Sommer, um in Ihrem Gefrierschrank einen Vorrat anzulegen. Tiefgefrorene Himbeeren, Heidelbeeren oder Erdbeeren in Bio-Qualität gibt es

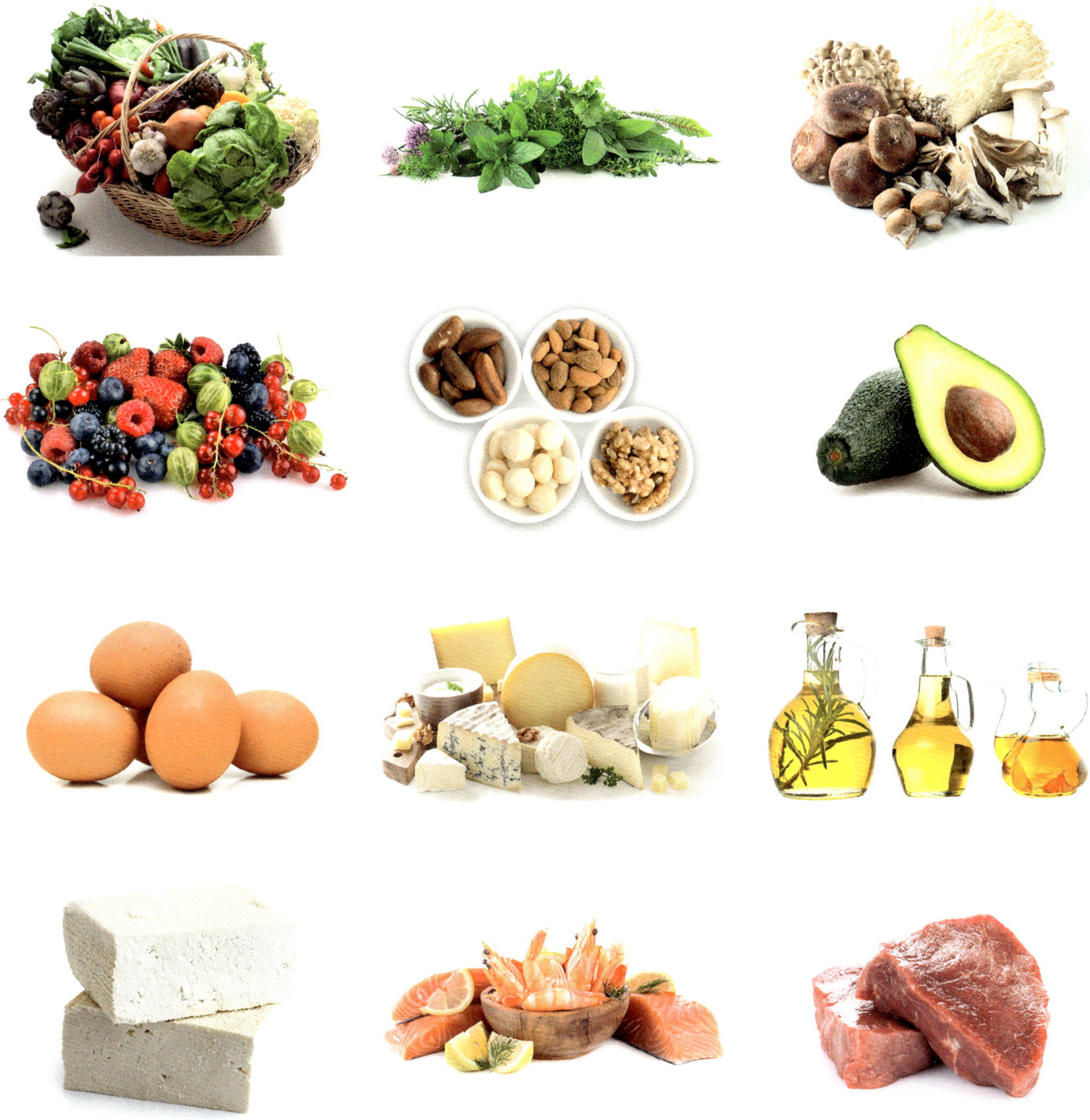

So sieht die Lebensmittelauswahl bei einer gesunden ketogenen Ernährung aus.

aber auch das ganze Jahr über im Supermarkt.

Die Papaya (7 g KH/100 g) ist ebenso eine empfehlenswerte Keto-Frucht mit niedrigem Zuckergehalt. Darüber hinaus ist sie auch noch heilsam für den Darm. Sie ist ein bewährtes Mittel bei Verstopfung oder Reizdarm und unterstützt die Eiweißverdauung – beugt also der Fäulnis im Verdauungstrakt vor.

Aufgrund der Süße einer reifen Wassermelone bekommt man den Eindruck, dass hier sehr viel Zucker im Spiel ist. Doch 100 g Wassermelone enthalten nur 8 g Kohlenhydrate. Für die Honigmelone (8 g KH/100 g) gilt dasselbe. Zurückhaltung ist an dieser Stelle trotzdem angesagt, denn bei Melonen ist man an heißen Sommertagen vielleicht dazu veranlasst, ordentlich zuzulangen.

Auch Guave (6 g KH/100 g) und Sternfrucht (Karambola; 4 g KH/100 g) dürfen mit auf Ihre Einkaufsliste; auch sie haben ihren Platz in einer ganzheitlichen ketogenen Ernährungsweise nach der Wunderleicht-Methode.

Entgegen der verbreiteten Meinung ist bei ketogener Ernährung Vitaminmangel kein Thema. Wie Sie eben erfahren haben, ist Obst absolut nicht tabu, wenn Sie sich an unseren Auswahlempfehlungen orientieren. Auch andere (zuckerreichere) Obstsorten sind theoretisch möglich, solange Sie die Mengen im Griff haben und nicht über Ihr Kohlenhydrate-Tagesziel hinausschießen.

Wussten Sie übrigens, dass viele Beerensorten, auch Papaya und sogar Kohlrabi mehr Vitamin C enthalten als Orangen und Kiwis? Ja, nicht nur im Obst, auch im frischen Gemüse stecken viele Vitamine – und davon werden Sie während Ihrer ketogenen Erfahrung reichlich zu sich nehmen. Sorgen vor einem Vitalstoffmangel sind also völlig unbegründet.

Fleisch

In der gesunden Keto-Küche ist Fleisch durchaus erlaubt, es sollte aber kontrolliert eingesetzt werden. Viel zu oft werden im Rahmen einer ketogenen Ernährungsweise zu große Mengen an Fleisch bzw. generell an tierischem Eiweiß gegessen. Was Sie wissen müssen: Zu viel Eiweiß übersäuert den Organismus und ist auf Dauer eine unnötige Belastung für Ihre Gesundheit. Daher gilt: 2–3 Fleischmahlzeiten pro Woche sind ein gesundes Maß. Sie werden sehen, dass sich dieser Anteil auch in unseren Wunderleicht-Keto-Rezepten widerspiegelt. Die geeignete Portionsgröße für eine Person mit 65–70 kg liegt bei 100–150 g. Wählen Sie auch gerne Fleisch mit einem höheren natürlichen Fettgehalt.

Schweinefleisch hat einen hohen Gehalt an Arachidonsäure, weshalb wir generell davon abraten. Steht Ihnen kein Bio-Fleisch zur Verfügung, dann macht es aufgrund der Medikamenten- und Antibiotikabelastung im Fett durchaus Sinn, mageres Fleisch zu verwenden, das Sie dann mit guten Fetten in der Zubereitung aufwerten.

Fisch

Wenn Sie gerne Fisch essen, dann sind 1–2 Fischmahlzeiten pro Woche unsere Empfehlung. Die Portionsgröße für eine Person mit 65–70 kg liegt auch hier bei 100–150 g, sonst wird Ihre Mahlzeit zu eiweißlastig. Zu viel Eiweiß bremst die Fettverbrennung, kann also die Ketose behindern. Wählen Sie in erster Linie fettreichere regionale Süßwasserfische. Meeresfische sollten Sie aufgrund der Schwermetallbelastung seltener (nur 1- bis 2-mal im Monat) verzehren.

Eier

Vergessen Sie alles, was Sie jemals an Negativem über Cholesterin in Eiern gehört haben. Heute wissen wir, dass die über die Nahrung aufgenommene Menge an Cholesterin nahezu keinen Einfluss auf den Blutcholesterinspiegel hat. Im Rahmen einer gesunden ketogenen Mischkost empfehlen wir Ihnen, etwa 6 Eier pro Woche in Ihren Speiseplan zu integrieren. Essen Sie vegetarisch, also weder Fleisch noch Fisch, dann dürfen es auch mehr sein.

Milch(produkte)

Bevorzugen Sie Produkte von Schaf, Ziege, Büffel und A2-Milchkühen – sie enthalten das besser verträgliche, ursprüngliche und nicht durch Züchtung veränderte Milcheiweiß. Konzentrieren Sie sich im Keto-Rahmen auf die fettreichen Milchprodukte. Achtung bei purer Milch: Diese ist ja süß und enthält eine zu hohe Menge an Milchzucker (also Kohlenhydrate), um großzügig eingesetzt zu werden. Ungesüßter Soja-, Mandel- oder Kokosdrink sind hier die geeignetere Wahl.

Hülsenfrüchte

Hülsenfrüchte sind in der Keto-Szene aufgrund der darin enthaltenen Stärke meist verpönt. Dabei sind sie in vielerlei Hinsicht die beste Quelle für pflanzliches Eiweiß. Wir setzen sie in der Wunderleicht-Keto-Küche gezielt so ein, dass sie den Zustand der Ketose nicht behindern. Weshalb wir auf die Hülsenfrüchte nicht verzichten möchten? Weil es sich hier um pflanzliches Eiweiß handelt. Dieses wird im Vergleich zum tierischen Eiweiß nicht so »sauer« verstoffwechselt, was gesundheitlich ein großer Vorteil ist. Pflanzliche Eiweißquellen enthalten viel weniger schwefelige Aminosäuren (Cystein und Methionin) als tierische. Dies wirkt sich günstig auf Ihre Säure-Basen-Balance aus.

Ballaststoffe für die Darmgesundheit

Wenn die Darmflora schwächelt und der Körper mit der Verdauung kämpft, dann fühlt sich auch die neue Ernährungsweise nicht so gut an. Ausreichend Ballaststoffe sorgen für eine gründliche tägliche Entleerung und Entgiftung des Darms und sind auch die Nahrung für unsere dort ansässigen Darmbakterien. Öle und tierische Fette und Eiweiße enthalten keinerlei Ballaststoffe. Hier ist also Achtsamkeit angesagt. Eine gesunde ketogene Ernährung muss genug Ballaststoffe enthalten. Anders ausgedrückt, sie muss in jedem Fall reichlich Gemüse als relevante Ballaststoffquelle enthalten. Weitere geeignete Quellen für Keto-Ballaststoffe sind Flohsamenschalen, Haferkleie, Leinsamen und Chiasamen.

Nüsse

Ein Vorrat an verschiedenen Nüssen bietet Ihnen, geschickt eingesetzt, perfekte Keto-Alternativen in so einigen klassischen Küchenbereichen. Mandeln, Walnüsse, Haselnüsse, Macadamianüsse, Paranüsse, Pekannüsse, Kürbis-, Zedern- oder Sonnenblumenkerne, gemahlen oder gehackt, ersetzen spielend Getreidezutaten wie Weizen, Roggen, Dinkel, Quinoa, Hafer. Zu feinem Mus verarbeitet, liefern sie eine schmackhafte Komponente für Suppen, Saucen, Dressings und Aufstriche.

Süßungsmittel

Prinzipiell sollten Sie den Geschmack »süß« sehr vorsichtig und behutsam einsetzen. Süßstoffe, auch wenn sie null Kalorien enthalten, prägen Ihren Appetit trotzdem in Richtung Kohlenhydrate. Wenn Sie Ihre Sinne zu sehr auf den Süßgeschmack programmieren, werden Sie auch weiterhin mehr Verlangen danach haben – was mühsam ist und Ihnen mehr Disziplin abverlangt als eigentlich nötig wäre.

In einigen unserer süßen Rezepte verwenden wir Erythrit in Bio-Qualität (Dr. Wunder Ketosüß) als

Süßungsmittel. Dieser hat 0 Kalorien Energiewert, ist also blutzuckerneutral und trägt demzufolge auch nicht zu einer höheren Insulinausschüttung bei. Erythrit hat die 70%-ige Süßkraft von Zucker und (im Vergleich mit anderen Süßstoffen) einen besonders angenehmen, zuckerähnlichen Geschmack. Setzen Sie ihn bewusst ein und lassen Sie sich von den Süßspeiserezepten in diesem Buch gerne inspirieren.

Getränke

Die idealen Getränke sind definitiv Wasser und ungesüßte Kräutertees aller Art, gerne auch mit einem Spritzer Zitrone. Als Muntermacher empfehlen wir Ihnen zum Beispiel Grüntee, Matcha oder Mate. Aber auch Kaffee und Schwarztee sind als Genussgetränke durchaus erlaubt – mit Soja-, Mandel- oder Kokosdrink natur auch als Latte oder Macchiato. Falls Sie Ihren Tee süßen möchten, dann kombinieren Sie Ihre Lieblingsteemischungen einfach mit dem natürlichen und getrockneten Süßblatt (Stevia).

Alkohol

Die ketogene Ernährung schließt prinzipiell den Genuss von Alkohol nicht aus, allerdings gibt es da einige Punkte, die Sie beachten sollten. Alkohol wird zu 100% über die Leber verstoffwechselt und bremst die Fettverbrennung so lange aus, bis er vollständig abgebaut ist. Wenn Sie also ketogen essen, um Gewicht zu verlieren, empfehlen wir dringend, sich beim Alkohol zurückzuhalten. Manche Menschen reagieren auf Alkoholkonsum mit Heißhunger; auch dieser Umstand kann die Umsetzung Ihres Keto-Programms deutlich mühsamer machen. Sollte allerdings keiner dieser Punkte auf Sie zutreffen, spricht nichts dagegen, gelegentlich ein Gläschen Wein zu genießen.

Ungeeignete Lebensmittel für die Ketose

Kohlenhydratreiche Lebensmittel lassen sich mit der ketogenen Ernährung nur in ganz geringen Mengen vereinbaren. Wegzulassen sind:

- Zucker (auch jener in Tee oder Kaffee)
- Brot und Gebäck
- Kartoffeln bzw. Süßkartoffeln
- Getreide und darauf basierende Produkte (wie Nudeln, Teige, Flocken, Müsli, Pops, Flakes etc.)
- Trockenfrüchte und die meisten Obstsorten (Ausnahme: ketofreundliches Obst, S. 28)
- Honig und Marmeladen
- Kuchen, Torten und Kekse
- süße Riegel aller Art
- Schokolade
- Eiscreme
- Bonbons, Gummibärchen, Süßigkeiten aller Art
- Softdrinks aller Art: Limonaden, Colagetränke, Eistee, sogenannte Sportgetränke, Energydrinks und Fruchtsäfte
- tierische Milch, Getreidedrinks (Hafer, Reis etc.)

Am schnellsten landen Sie in der Ketose, wenn Sie einen großen Bogen um alle industriell hergestellten Fertig- und Halbfertigprodukte mit ihren vielen versteckten Zuckern machen. So vermeiden Sie auch fatale Zutaten wie Geschmacksverstärker, die auf ihre Art ebenso üblen Heißhunger erzeugen können.

Keto funktioniert auch ohne Fleisch

Vielleicht hat Sie das Thema »Keto« bisher abgeschreckt, weil Sie den Eindruck hatten, dass diese Form der Ernährung nur mit Bergen von Fleisch, Fisch, Eiern und Käse funktionieren würde. Doch diesbezüglich können wir entwarnen: Die ketogene Ernährung nach der Wunderleicht-Methode führt Sie in erster Linie mit gesunden, pflanzlichen Lebensmitteln zum Erfolg und ist auf vegetarische Art problemlos umzusetzen und sogar vegan realisierbar. Der langfristige therapeutische Nutzen ist für uns bei jeder Ernährungsform im Vordergrund. Daher legen

» Die Unterteilung der Fettsäuren: Von den Omega-6-Fettsäuren essen wir meist mehr als genug, von den Omega-3-Fettsäuren dagegen zu wenig.

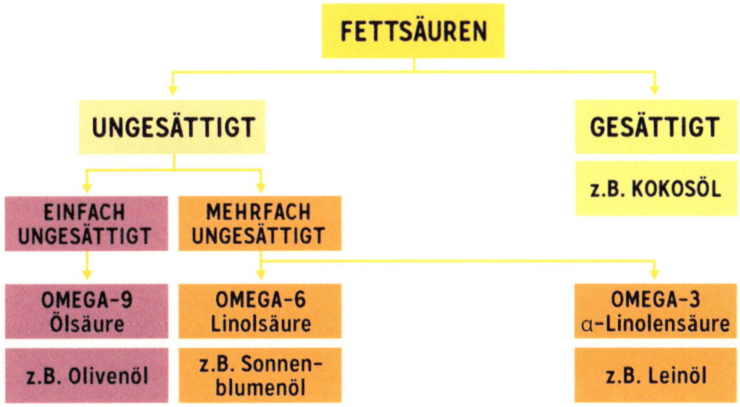

wir Wert auf eine basenreiche, gesunde ketogene Ernährungsweise mit der Sie nicht nur abnehmen, sondern sich auch langfristig rundum wohl fühlen werden.

Keto für Vegetarier und Veganer

Keto ist vegetarisch sehr leicht realisierbar. Vegetarier verwenden etwas mehr Eier und Milchprodukte als Mischköstler und nutzen zusätzlich das pflanzliche Eiweiß von Sojabohnen und Lupinen in Form von Tofu oder Tempeh. Die Mehrzahl unserer Keto-Rezepte ist ohnedies vegetarischer Natur – die Umsetzung wird Ihnen also keine Probleme bereiten.

Veganer können über ketogene Ernährung ihren Eiweißbedarf nur dann gut abdecken, wenn sie genug pflanzliches Eiweiß in ihren Speiseplan einbeziehen. Verarbeitete Produkte von Soja und Lupine wie Tofu oder Tempeh sind kohlenhydratarm und daher die erste Wahl. Falls Sie dies betrifft, sollten Sie diese häufig einsetzen. Bei gekochten Linsen, Erbsen und Bohnen ist Vorsicht geboten, weil diese aufgrund ihres hohen Stärkegehalts nur begrenzt einsetzbar sind. In geringen Mengen sind sie allerdings vertretbar – die Rezepte in diesem Buch helfen Ihnen dabei, die richtige Dosierung zu finden. Darüber hinaus empfehlen wir Veganern die ergänzende Verwendung von pflanzlichen Proteinpulvern, allen voran das Hanfprotein.

So abwechslungsreich wie möglich

Achten Sie darauf, dass im Laufe einer Woche möglichst viele verschiedene Eiweißquellen auf den Tisch kommen. Wir empfehlen Ihnen daher, im Rahmen einer gesunden ketogenen Mischkost pflanzliche Eiweißquellen in Form von Tofu und Tempeh von Soja und Lupine einzusetzen, wie auch Linsen, Erbsen und Bohnen in moderater Menge in Ihre Ernährung einzubinden. Entdecken Sie Ihre ganz persönlichen Lieblingsgerichte beim Probieren unserer Rezepte.

Fettkunde – was Sie über Fett wissen sollten

Bei der ketogenen Ernährung stehen hohe Mengen an gesunden Fetten auf Ihrem Tagesplan – und das ist gut so. Dennoch werden Sie folgende Frage von Freunden, Kollegen, Familienmitgliedern wahrscheinlich oft zu hören bekommen: »Aber ist das viele Fett nicht total schädlich für den Körper?« Die Antwort ist ein klares Nein. Wir können ohne Kohlenhydrate überleben, aber nicht ohne Fett. Nur schlechte Fette schaden. Fett macht satt und zufrieden und hilft Ihnen beim Gesundbleiben. Und es kann Ihnen auch noch beim Abnehmen helfen!

Fett aus der Nahrung ist unverzichtbar

Wie wichtig Fett für Ihre Gesundheit ist, haben Sie im ersten Teil des

Buches bereits erfahren. Doch Fett ist nicht gleich Fett. Die genaue Struktur der einzelnen Fettsäuren ist entscheidend für ihre biologische Wirkung im Körper. Nehmen wir uns etwas Zeit, um dieses Thema ein wenig genauer zu beleuchten.

Alle in unserer Nahrung vorkommenden Fette haben den gleichen simplen Grundaufbau: An einem Glyzerinmolekül hängen drei mehr oder weniger lange Fettsäureketten. Den qualitativen Unterschied eines Fettes bestimmen dann die Länge und der Aufbau dieser Fettsäureketten, von denen es kurze, mittellange und lange Varianten gibt. Beim Aufbau unterscheiden wir auch noch zwischen gesättigten, einfach ungesättigten und mehrfach ungesättigten Fettsäuren.

Gesättigte Fette

Gleich mal vorweg: Nein, gesättigtes Fett führt nicht zum Herzinfarkt. Zahlreiche in den vergangenen Jahren publizierte Studien belegen eindeutig, dass gesättigte Fette Herzkrankheiten nicht fördern. Auch wenn sie uns jahrzehntelang als die großen Übeltäter präsentiert wurden, sind die gesättigten Fette eher ruhige und beschützende Zeitgenossen im Reich der Fette. Eine ihrer wichtigsten Funktionen ist es, in unserem Organismus Energie zu speichern und bei Bedarf wieder freizugeben. Ihre feste Struktur sorgt für stabile Zellmembranen und macht unsere Zellen resistenter gegen Licht, Hitze und Oxidation. Ihrem Wesen nach sind gesättigte Fette eher träge und gehen ungern neue Bindungen ein – bleiben also dort, wo sie sind. Exakt das, was wir uns von einem guten Energielieferanten wünschen. Ihre Vertreter unter den Nahrungsfetten sind Butter, Butterschmalz (Ghee) und Kokosfett – alle drei sind (eben ganz typisch für gesättigtes Fett) lange haltbar, unsensibel gegenüber Sonnenlicht, gut erhitzbar und bei Raumtemperatur fest.

Ungesättigte Fette

Im Gegensatz zu den gesättigten Fetten sind ungesättigte Fette kontaktfreudiger. Sie fackeln nicht lange und gehen schnell mal eine neue Verbindung mit anderen Molekülen ein. Wir unterscheiden hier zwischen einfach und mehrfach ungesättigten Fettsäuren. Diese haben dann eben eine oder gleich mehrere ungesättigte Bindungen im Molekülaufbau.

Die Fettsäuren der Familie »Omega« sind hier die prominentesten Vertreter (Omega-3-, -6- oder -9-Fettsäuren). Sie sind für unseren Organismus äußerst wertvoll und teilweise unverzichtbar. Omega-3- und Omega-6-Fette können vom Organismus nicht selbst produziert werden und müssen daher zwingend über die Nahrung zugeführt werden.

Ein Blick zu den Pflanzenölen zeigt uns Olivenöl und Rapsöl als gute Repräsentanten für Omega-9-Fette (Ölsäure). Typische Vertreter der Omega-6-Fette (Linolensäure) sind Sonnenblumenöl, Maiskeimöl und pflanzliche Margarine. Hohe Gehalte an den besonders wertvollen Omega-3-Fettsäuren (Alpha-Linolensäure) finden wir in Leinöl, Leindotteröl und Chiaöl.

Wertvolle mehrfach ungesättigte Fette aus dem Tierreich gibt es natürlich ebenso. Besonders populär sind dabei fettreiche Kaltwasserfische wie Thunfisch, Makrele, Lachs, Hering oder Sardine. Auch Innereien wie Hirn und Knochenmark wären prinzipiell hervorragende Omega-3-Lieferanten –, sind aber als Nahrungsquelle aus der Mode gekommen.

Omega-3-Fettsäuren

Omega-3-Fettsäuren sind echte Stars in unserem Stoffwechsel – Ihre Fähigkeiten sind breit gefächert. Im Vordergrund steht klar ihre entzündungshemmende Eigenschaft, mit der sie uns vor Gelenkentzündungen oder Hautleiden schützen. Sie hemmen aber auch das Verklumpen von Blutplättchen und senken so das

Herzinfarkt- und Schlaganfallrisiko, stärken die Hirnfunktion und wirken gefäßerweiternd. In neuen Studien zeigen sich auch immunmodulatorische und krebshemmende Effekte, bis hin zu einer Verminderung der Insulinresistenz.

Omega-3-Fettsäuren haben einen natürlichen Gegenspieler: Omega-6-Fettsäuren. Diese provozieren das genaue Gegenteil: Entzündungen werden aktiviert, Blutgefäße enger gestellt und mit Blutplättchen abgedichtet. Aber deswegen sind sie nicht gleich generell zu verteufeln. Die gegenseitige Regulation ist wichtig für den korrekten Ablauf körperlicher Prozesse und die Gesunderhaltung unserer Körpergewebe. Wir würden sonst schnell einmal verbluten, wenn wir uns in den Finger schneiden, um nur ein Beispiel zu nennen.

Auf das gesunde Verhältnis kommt es an

In unserer heutigen Zivilisationskost dominieren Omega-6-Fettsäuren in erschreckendem Ausmaß. Sie sind mehr als reichlich in handelsüblichen Pflanzenölen, Nüssen, Samen und Getreiden vertreten. Interessant ist allerdings: Bei Naturvölkern mit vorindustrieller Ernährung finden wir einen bedeutend höheren Anteil an Omega-3-Fettsäuren. Ein gesundes Verhältnis von Omega-6 zu Omega-3 liegt bei 3 : 1. Im gesellschaftlichen Durchschnitt liegen wir heute bei besorgniserregenden 30 : 1. Die klare Konsequenz daraus ist heute für uns: mehr Omega-3- und weniger Omega-6-Fettsäuren zuführen.

Unsere Empfehlung im Rahmen der ketogenen Ernährung sind täglich 1½–2 Esslöffel Leinöl. Und ja, das sind wirklich 500 ml pro Monat! Eine weitere sinnvolle Art der Zufuhr ist auch die Nahrungsergänzung über Fisch- oder Algenöl(kapseln).

Ein Tipp: Bevorzugen Sie, wenn möglich, Fleisch von grasgefütterten Weidetieren und Wild – insbesondere dann, wenn es um fettes Fleisch geht. Dieses enthält dann nämlich auch Omega-3-Fettsäuren. Das Fleisch von Tieren aus der Massentierhaltung, die mit Getreide, Soja oder anderem nicht artgerechten Futter gemästet wurden, liefert dagegen nur reichlich Omega-6-Fette.

Kurz, mittel- oder langkettig

Die unterschiedlichen Arten von Fettsäuren kann man auch noch nach der Länge ihrer Kohlenstoffketten in drei Kategorien einteilen: langkettige (14 – 22 Kohlenstoffatome), mittelkettige (6 – 12 Kohlenstoffatome) und kurzkettige Fettsäuren (6 Kohlenstoffatome und weniger). Besonders wenn wir ketogen essen wollen, ist es interessant zu wissen, dass kurz- und mittelkettige Fettsäuren anders verstoffwechselt werden als langkettige. Sie werden von unserem Organismus nämlich tatsächlich direkt in Ketonkörper umgewandelt – und zwar unabhängig von der ansonsten konsumierten Zucker- und Kohlenhydratmenge. Diese Eigenschaft wird für Sie in der ersten Zeit der Umstellung ganz besonders nützlich sein. Mehr dazu später …

Öle und Fette für die Keto-Küche

Kaltgepresstes natürliches Kokosöl Ideal für die warme Küche, da es hoch erhitzbar ist und sich dadurch zum Braten, Dünsten und Frittieren bestens eignet. Verwenden Sie kein künstlich gehärtetes, sondern nur naturbelassenes Kokosöl bzw. -fett, das je nach Raumtemperatur flüssig oder fest ist.

Kaltgepresstes natives Olivenöl Für die kalte Küche (Salate, Dressings, Dips etc.). Es kann bis 180 °C erhitzt werden und eignet sich damit auch gut für den Einsatz im Backofen.

Frisches Leinöl Die perfekte pflanzliche Omega-3-Quelle, die Sie am besten jeden Tag einsetzen sollten. Ideal für die kalte Küche (Müslis, Smoothies, Salate, Dressings, Dips etc.) oder zum nachträglichen Verfeinern von gekochten Speisen. Leinöl soll so frisch wie möglich sein und muss durchgehend gekühlt gelagert werden – also nicht nur bei Ihnen zu Hause, sondern bereits im Geschäft. Nur so bewahrt es seine Qualität und den angenehm nussigen Geschmack. Leinöl, das bitter oder ranzig schmeckt, hat auch keinen gesundheitlichen Nutzen mehr für Sie. Kaufen Sie stets kleine Mengen, also nicht mehr als 250 ml, und frischen Sie Ihren Bestand einfach immer wieder auf.

MCT-Öl Als spezielle Keto-Zutat zum gezielten Ankurbeln der Ketonproduktion wählen Sie am besten ein MCT-Öl (S. 42), das aus Kokosnüssen hergestellt wird.

Butter Ihr feiner Geschmack kann wunderbar unterschiedlichste Gerichte aufwerten. In der warmen Küche lässt sich Butterschmalz (Ghee) perfekt zum Dünsten und Braten verwenden.

Natürliche Kokosmilch Sie enthält 20 % Fett und ist damit eine hervorragende Alternative zu Kuhmilch oder Sahne. Ganz gleich, ob Pancakes, Smoothies, Breie, Pürees, Suppen, Soßen, Desserts … mit Kokosmilch wird jedes Gericht zu etwas Besonderem.

Weißes Mandelmus Enthält sogar 60 % Fett. Mit seiner cremigen Konsistenz und seiner süßlich-feinen Note lässt es sich besonders vielfältig einsetzen und wertet so gut wie jedes Gericht geschmacklich auf. Ihrer Kreativität sind keine Grenzen gesetzt.

Nüsse und Samen Verwenden Sie jene Nüsse und Kerne, auf die Sie Lust haben – und davon guten Gewissens täglich 50 – 75 g. Lediglich mit Cashews und Erdmandeln sollten Sie aufgrund der enthaltenen Kohlenhydrate sparsam umgehen. Gönnen Sie sich auch jeden Tag einen Esslöffel leckerer Samen.

Diese Liste soll Ihnen als gute Basis dienen. Selbstverständlich können Sie darüber hinaus auch noch weitere hochwertige Fettquellen einsetzen.

Öle richtig aufbewahren

Gesättigte Fette (wie Kokosöl, MCT-Öl oder Kakaobutter) können Sie ohne weiteres in Ihrer Küche hell und bei Raumtemperatur lagern. Dies beeinträchtigt die Haltbarkeit in keiner Weise. Ähnliches gilt auch für Öle mit vielen gesättigten oder einfach ungesättigten Fetten, wie zum Beispiel Olivenöl.

Öle mit einem hohen Anteil an mehrfach ungesättigten Fetten müssen dunkel und kühl aufbewahrt werden, damit sie nicht rasch an Qualität einbüßen. Sie werden daher auch in dunklen Flaschen abgefüllt, die lichtundurchlässig sind – Beispiele sind Walnussöl, Hanföl oder Traubenkernöl.

Manche dieser Öle enthalten hohe Mengen an Omega-3-Fettsäuren (z. B. die mehrfach ungesättigte Alpha-Linolensäure), wie etwa Leinöl, Leindotteröl oder Chiaöl. Diese Öle müssen immer gut verschlossen im Kühlschrank aufbewahrt werden. Sie oxidieren sehr leicht, wenn sie länger offen stehen, und werden dann ranzig oder bitter. Dies ist nicht nur eine Geschmacksbeeinträchtigung – durch die Oxidation verlieren sie auch ihren gesundheitlichen Wert für unseren Körper. Kaufen Sie davon keine zu großen Mengen, denn das Öl hält nicht allzu lange. Eine 250-ml-Flasche passt perfekt.

Der Einkauf wird einfacher

Das Einkaufen wird mit Keto im Grunde einfacher – die Komponente Kohlenhydrate fällt ja komplett weg und Sie müssen sich darüber keine Gedanken mehr machen. Übrig bleiben somit nur noch Gemüse, Eiweiß und Fett. Der Inhalt Ihres Kühl- und Vorratsschranks wird sich bei der ketogenen Ernährung nicht von Grund auf verändern. Vieles bleibt gleich, manches wird neu gewichtet – und ein paar neue Elemente kommen eben dazu. Bereits nach kurzer Zeit werden Sie heraus-

25 gute Gründe für das Wunderleicht-Keto-Programm

- cleveres Gewichtsmanagement
- stabiler Blutzucker
- kein Heißhunger
- Entspannung im Verdauungstrakt
- reineres Hautbild
- besseres Gedächtnis
- weniger Leistungstiefs
- längere sportliche Ausdauer
- höhere Konzentrationsfähigkeit
- mehr geistige Klarheit
- Anti-Aging
- tieferer Schlaf
- gesunder Genuss ohne Kalorienzählen
- tiefe Sättigung
- weniger Bauchfett
- Entlastung für die Leber
- rückläufige Insulinresistenz
- bessere Cholesterinwerte
- höhere Stressresistenz
- weniger Entzündungsneigung
- mehr Gesamtenergie
- bessere Blutdruckregulation
- nachhaltige Herzgesundheit
- Senkung des Krebsrisikos
- Linderung von Migräne und PCO-Syndrom

gefunden haben, welche Produkte Ihren Geschmack am besten treffen und Ihre Essensvorlieben am besten unterstützen.

Keto-Geschenke – brauchen Sie Motivation?

Gleichsam von heute auf morgen in eine neue Ernährungsweise zu starten mag Ihnen vielleicht radikal erscheinen. Doch Ihr Körper ist dafür von Natur aus gerüstet. Für das Wunderleicht-Keto-Programm benötigen Sie weder besonders viel Zeit noch Urlaub oder eine bestimmte Jahreszeit. Sie müssen dafür auch nicht zur Kur fahren oder eine Gruppe Gleichgesinnter finden. Es braucht nur Ihre Entscheidung – und die Entschlossenheit, loszulegen. Sei es für mehr Gesundheit, mehr Energie oder eine bessere Figur, die Vorteile können sich sehen lassen. Die Abbildung (S. 37) listet 25 gute Gründe auf. Es sind die in unserer Praxis am häufigsten erfahrenen Vorteile einer ketogenen Ernährung.

Die Fähigkeit, Glukose zu verwerten, bleibt selbstverständlich unverändert lebenslang erhalten, egal wie lange Sie sich ketogen ernähren möchten. Also keine Sorge, Ihr Körper verlernt das nicht – er wird immer sofort und zuerst auf Zucker als schnell verfügbare Energie zugreifen.

Die 4 Phasen des Wunderleicht-Keto-Programms

Die Wunderleicht-Keto-Kur besteht aus 4 Stufen. Das macht Ihnen den Einstieg in die ketogene Ernährungsweise besonders leicht.

- Stufe 1 – Entlastung: Diese dauert eine Woche und ist ohne viel Aufwand einfach zu realisieren. Sie dient der Vorbereitung und Einstimmung.
- Stufe 2 – Einleitung: Mit der Einleitphase beginnt der intensive Teil. Eine Woche lang arbeiten Sie gezielt am Zünden der natürlichen Fettverbrennung.
- Stufe 3 – Verstärkung: In dieser Zeit können Sie Ihr Programm variieren, je nachdem, welche Ziele Sie haben: ob Sie Gewicht reduzieren wollen oder ob andere gesundheitliche Themen im Vordergrund stehen. Je nach Zielsetzung verbleiben Sie in dieser wichtigen Phase für zwei Wochen oder auf Wunsch auch länger.
- Stufe 4 – Erhaltung: In dieser Erhaltungsphase verbleiben Sie, solange Sie möchten. Die hier beschriebenen Maßnahmen können Sie ohne zeitliches Limit fortsetzen, solange es Ihnen Freude macht.

Warum 4 Stufen? Warum steigen wir nicht einfach voll hinein in die ketogene Ernährung? Wozu dient diese Vorbereitung? Nun, zu Beginn unseres Lebens, da war die Umstellung auf Ketose tatsächlich kein Thema für uns. Da funktionierte das reibungslos und rasch, je nach Bedarf. Doch Hand aufs Herz – welcher Erwachsene hat noch so eine frische, freie Stoffwechselkraft wie ein Neugeborenes?

Genau deshalb haben wir das Wunderleicht-Keto-Programm entwickelt. Seine vielfach praxisbewährte Stufenstruktur kann Sie genau dort abholen, wo Sie stoffwechselmäßig gerade stehen. Sie starten einfach morgen los – und in Ihrem eigenen Tempo gehen Sie durch die verschiedenen Phasen. Unserer Erfahrung nach variiert die Zeitspanne des Überwechselns in die Ketose stark. Für manche ist es schon nach den ersten Tagen der Einleitungsphase (Stufe 2) so weit, bei anderen dauert es länger. Doch gerade dann ist der Keto-Impuls für Ihre Gesundheit besonders förderlich – denn er reaktiviert ein wichtiges körpereigenes Gesundheitswerkzeug.

Das Wunderleicht-Keto-Programm legt Ihre eigene Stoffwechselflexibilität behutsam und nachhaltig wieder frei – und ermöglicht Ihnen künftig ein rasches und problemloses Wechseln zwischen Zucker- und Fettverbrennung.

Stufe 1: Entlastungsphase

Sie sind gut vorbereitet, und nun können wir loslegen: In dieser ersten Phase des Wunderleicht-Keto-Programms geht es darum, Ihren Stoffwechsel für eine reibungslose Umstellung auf die ketogene B-Seite fit zu machen.

Ihr Körper ist noch nicht daran gewöhnt, zwischen Zucker- und Fettverbrennung schnell hin und her zu schalten. Deshalb ist es wichtig, zu Beginn behutsam vorzugehen und diesen ersten Wechsel gut vorzubereiten. So können Sie für sich den maximalen Nutzen daraus ziehen – und nicht zuletzt wird die Umstellung auf diese Weise zu einem angenehmen Erlebnis. Gleichzeitig gibt Ihnen diese erste Woche auch die Möglichkeit sich nicht nur körperlich, sondern auch mental gut einzustimmen.

Wie starten Sie nun … ?

Wer von kohlenhydratreicher Normalkost zu abrupt auf ketogenes Essen umsteigt, wird während der ersten Tage aller Wahrscheinlichkeit nach einige Reaktionen am eigenen Körper beobachten. Für einen geschmeidigen Übergang ohne nennenswerte Anpassungsbeschwerden starten Sie deshalb in Ihr Wunderleicht-Keto-Programm mit einer einwöchigen Vorbereitungsphase. Darauf wird es in den ersten 7 Tagen ankommen:

- Sie verlängern Ihre natürlichen nächtlichen Essenspausen auf mindestens 12, besser 14 Stunden.
- Die erste Mahlzeit nach der Essenspause muss ketogen sein.
- Naschereien (Obst, Schokoriegel, Kuchen, Süßgebäck, Softdrinks und Fruchtsäfte) im Tagesverlauf streichen.
- Sie stärken gezielt Ihre »Ketonfabrik Leber« mit Bitter- und Mineralstoffen.

Für alle anderen Mahlzeiten gilt vorerst nur, mit Kohlenhydraten eher Maß zu halten und bewusst schon etwas mehr Fett einzubauen. Wichtig ist auch, dass Sie in diesen Tagen ein Gefühl dafür entwickeln, wo überall Kohlenhydrate in Ihrer »Standardernährung« enthalten sind.

So essen Sie in der ersten Woche

Beginnen Sie Ihr neues Kohlenhydrat-Sparprogramm, indem Sie Ihre nächtliche Essenspause mit einer ketogenen Mahlzeit beenden. Das heißt, Ihre erste Mahlzeit des Tages ist ketogen. Damit setzen Sie den ersten starken Impuls zur körpereigenen Ketonproduktion. Verwenden

Sie dafür entweder ein leckeres Frühstücksrezept aus unserem Buch oder wählen Sie eines unserer Keto-Heißgetränke (S. 136–137) diese gelten vom Nährstoffgehalt übrigens ebenso als Mahlzeit.

Ihr Mittagessen ist in der ersten Woche noch nicht ketogen. Setzen Sie gute Kohlenhydrate noch weiter ein. Gute Kohlenhydrate, das sind jene aus natürlichen Lebensmitteln, wie zum Beispiel Kartoffeln, Naturreis, Hirse, Quinoa, Buchweizen, Haferflocken, Amaranth, Mais, Möhren, Rote Bete, Pastinake, Kürbis, Linsen, Erbsen oder Bohnen.

Ähnliches gilt für das Abendessen. Es sollte leicht verdaulich und nicht mehr allzu kohlenhydratlastig sein – alles, was unter den Begriff Low-Carb fällt, passt hier sehr gut.

Streichen sollten Sie bereits alle kohlenhydratreichen Snacks wie Obst, Schokolade, Kuchen und süßes Gebäck, Kartoffelchips, Popcorn sowie Softdrinks und Fruchtsäfte. Wenn noch eine Zwischenmahlzeit sein muss, dann sind eine Handvoll Nüsse ab sofort Ihre beste Wahl.

All das soll jedoch ohne strengen Zwang geschehen. Es geht noch nicht darum, sämtliche Zucker und Kohlenhydrate strikt zu eliminieren. Diese Übergangsphase ist sehr wichtig und wird Ihnen ab Woche 2 zugutekommen. Stufe 1 soll auch auf keinen Fall »übersprungen« werden.

Gleichzeitig beginnen Sie bereits damit, Ihren Körper allmählich an den »Ketonturbo« MCT-Öl zu gewöhnen. Beginnen Sie mit 1 TL Dr. Wunder Ketoöl täglich, den Sie Ihrem Frühstück zuzugeben. Steigern Sie über die erste Woche graduell auf 3 TL täglich, über den Tag verteilt. Also am besten 1 TL zu jeder Mahlzeit.

Gönnen Sie Ihrem Blutzucker eine ausgiebige nächtliche Pause von mindestens 12, besser 14 Stunden. Wenn Sie also um 19 Uhr zu Abend gegessen haben, essen Sie Ihr Frühstück frühestens um 7 Uhr morgens. War Ihre letzte abendliche Mahlzeit später, dann verschieben Sie das Frühstück in den Vormittag. Wichtig: Abendliche Snacks und Spätmahlzeiten sind tabu! Im Intervallfasten Geübte können die Essenspause gerne noch weiter ausdehnen und das Abendessen oder das Frühstück auch schon mal ausfallen lassen. Falls Intervallfasten für Sie absolutes Neuland ist, finden Sie in unserem Buch »Wunderleicht Fasten« eine genaue Anleitung dazu.

Stärken Sie Ihre Ketonfabrik: die Leber

Wo werden die allermeisten Ketonkörper produziert? Richtig, in der Leber. Entsprechend wichtig ist es, diese jetzt bestmöglich in ihrer Arbeit zu unterstützen. Zwei Maßnahmen stärken Ihre Leberkraft ganz besonders:

Ihre Leber mag es bitter Bitterstoffe fördern den Leber-Gallenfluss und sorgen damit für einen funktionierenden Fettstoffwechsel. Betreiben Sie daher tägliche Leberstärkung mit Bitterstoffen: Nehmen Sie dazu dreimal täglich 25 Tropfen Dr. Wunder Hepy-Bitter, pur oder in etwas Wasser, je nach Geschmack auch mit etwas Zitronensaft. Ideal ist die Einnahme vor den Mahlzeiten, um Ihre Verdauungsdrüsen perfekt vorzubereiten. Aber auch nach dem Essen oder zwischendurch eingenommen stärken Bitterstoffe Ihre Leber – hier gibt es im Grunde keinen falschen Zeitpunkt.

Ihre Leber liebt es basisch Unsere Leber ist ein sogenanntes basophiles Organ. Das bedeutet, sie arbeitet am besten in einem möglichst basischen Umfeld. Dazu braucht es ausreichend Mineralstoffe – doch hier haben heute die allermeisten Menschen einen Engpass in Form eines versteckten Mangels. Das bedeutet, die basenbildenden Puffer fehlen.

Stufe 1 ENTLASTUNGSPHASE

DAUER	1 Woche
ZIELSETZUNG	• Eingewöhnung • Vorbereitung der Ketose • Stärkung der Leber
ERNÄHRUNG	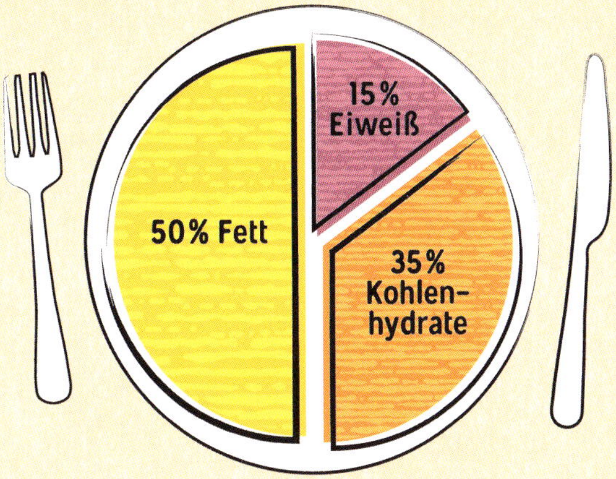
LEBERSTÄRKUNG	3x täglich 25 Tropfen Hepy-Bitter (vor den Mahlzeiten)
BASENAUSGLEICH	1x täglich 1 TL Base 5
KETOBESCHLEUNIGER	1-3 TL MCT-Öl täglich mit 1 TL beginnen und über die Woche steigern

Zusätzlich werden die Körpergewebe beim Umstieg in den Keto-Modus verstärkt entwässert. Das ist zwar prinzipiell gut und beschert vielen bereits den ersten erwünschten Gewichtsverlust, dennoch geht dadurch vorübergehend auch einiges mehr an Mineralstoffen verloren. Jetzt ist also der perfekte Zeitpunkt, über eine geeignete Basenpulvermischung auch zugleich Ihre Mineralstoffreserven gut aufzufüllen.

Für den täglichen Basenausgleich einmal pro Tag 1 TL Dr. Wunder Base 5 in 250 ml Wasser aufgelöst trinken. Abends direkt vor dem Schlafengehen oder morgens nüchtern. Ganz wichtig dabei: Immer nur auf leeren Magen einnehmen und danach 1 Stunde nicht essen, sonst funktioniert es nicht.

Wie Sie Basenpulver richtig einnehmen

Basenpulver wirkt nur dann wie es soll, wenn es zum richtigen Zeitpunkt eingenommen wird. Dabei gibt es einen wichtigen Faktor, der unbedingt berücksichtigt werden muss – nämlich den Füllungszustand Ihres Magens: Jedes Mal, wenn Sie etwas essen, produziert Ihr Magen Säure. Dies tut er, um die Nahrung für die weitere Verdauung gut vorzubereiten. Hierbei sollte kein Basenpulver den Verdauungsvorgang stören.
Achten Sie daher bei der Einnahme des Basenpulvers auf ein ausreichendes zeitliches Fenster. Etwa 2 Stunden nach dem Essen und 1 Stunde vor der nächsten Mahlzeit sind ideal. Zum Beispiel abends direkt vor dem Schlafengehen – vorausgesetzt, dass Sie nicht spätabends noch gegessen haben. Auch vormittags, zwischen Frühstück und Mittagessen, ist für viele eine gute Wahl. Wenn Sie das Frühstück generell ausfallen lassen oder am Morgen der zeitliche Abstand zwischen dem Aufstehen und dem Frühstück sehr groß ist, können Sie Ihre Basenmischung auch morgens gleich nach dem Aufstehen einnehmen.

Keto-Booster (MCT-Öl)

Die klassische ketogene Diät, wie sie ursprünglich für die Behandlung von Epilepsie eingeführt wurde, war sehr mühsam umzusetzen. Die Patienten mussten oft 90 % ihrer Kalorien in Form von Fetten zu sich nehmen und ihren Kohlenhydratkonsum auf 2 % herunterschrauben. Jedes Gramm Fett, Kohlenhydrate und Eiweiß in jeder Mahlzeit wurde streng berechnet, alles musste genau gewogen werden. Es brauchte dazu speziell ausgebildete Ärzte und Ernährungsexperten, und den Patienten samt ihren Familien wurde in Spezial-Kochkursen beigebracht, ihre Mahlzeiten entsprechend dieser akkuraten Vorschriften zuzubereiten. Eine Mühe, die man, wie Sie sich vorstellen können, wirklich nur mit entsprechend großem Leidensdruck auf sich nehmen wollte.

Die Entdeckung, dass das Kokosöl eine besondere Gruppe von Fetten enthält (mittelkettige Triglyzeride, im Englischen medium chain triglyceride = MCT), die im Körper besonders leicht zu Ketonen umgewandelt wird, hat die Umstellung auf ketogenes Essen in den vergangenen Jahren signifikant vereinfacht. Durch die Verwendung dieser mittelkettigen Fettsäuren ist die Ketose nämlich viel leichter zu erreichen und auch zu halten.

Die allermeisten Lebensmittel enthalten keine MCTs. Eine der wenigen Ausnahmen ist eben die Kokosnuss. Sie ist die bei weitem ergiebigste natürliche MCT-Quelle – Kokosöl besteht zu etwa 60 % aus MCT. Der zweitbeste Lieferant ist Palmkernöl mit 50 %. Butter landet weit dahinter auf dem dritten Platz, mit einem Gehalt von etwa 10 % an mittel- und kurzkettigen Fettsäuren. Durch Destillation können die einzelnen Fettsäuren im Kokos- und Palmkernöl separiert und dann neu kombiniert werden, um ein Öl mit 100 % MCT-Gehalt zu gewinnen. Das Resultat nennt sich MCT-Öl.

Die tägliche Einnahme von 2 – 3 EL MCT-Öl erleichtert die Produktion von Ketonen im Körper signifikant und kann die Wirkung einer ketogenen Ernährungsweise massiv verstärken. Dadurch wird es möglich, den Ketonspiegel im Blut mit weitaus weniger Mühe als früher anzuheben. Sie können auf diese Weise auch den für die Ketose sonst so relevanten hohen Gesamtfettkonsum reduzieren – und bekommen mehr Toleranz hinsichtlich Ihrer täglichen Kohlenhydratmengen. Wie oben schon beschrieben, beginnen Sie in der ersten Woche aber langsam, sich an das MCT-Öl zu gewöhnen, und verwenden auf keinen Fall gleich die volle Menge von 2 – 3 EL pro Tag, weil sich unser Stoffwechsel erst allmählich an diese Anregung gewöhnen muss.

Unsere Vorreiter

Laura ist durch die Entlastungsphase

Die erste Woche des Keto-Programms war super-einfach umzusetzen und auch schnell um. Gut so, findet Laura, denn sie ist schon so richtig gespannt darauf, wie es weitergeht. »Ich will endlich wissen, wie sich diese Ketose nun tatsächlich anfühlt«, sagt sie hoch motiviert zu ihrer Freundin Johanna beim gemeinsamen Workout. »Mein Bauch ist ja bereits jetzt irgendwie anders, weniger gebläht. Ob das von der Leberstärkung durch die Hepy-Tropfen kommt? Oder doch vom neuen, leckeren Frühstück?«

Johanna ist skeptisch

Johanna ist sich noch nicht so sicher, ob sie sich von der Begeisterung ihrer Freundin anstecken lassen soll. Bei ihr selbst liegen die Dinge ja doch ganz anders als bei Laura. Abnehmen will sie auf gar keinen Fall, im Gegenteil, sie ist ja jetzt schon ziemlich dünn, kein Gramm zu viel an ihr. Doch andererseits hört man doch, dass ketogene Ernährung einen sehr günstigen Einfluss auf chronische Entzündungen haben soll. Und ihre Gelenkschmerzen quälen sie nun schon so lange Zeit, ohne dass irgendetwas bis jetzt wirklich geholfen hätte. Sie beschließt, noch etwas zuzuwarten, bevor sie eine Entscheidung für sich trifft.

Stufe 2: Einleitungsphase

In dieser zweiten Phase des Wunderleicht-Keto-Programms werden Sie Tag für Tag tiefer in das Erlebnis der ketogenen Stoffwechsellage eintauchen. Für den Umschaltprozess müssen Ihre körpereigenen Zuckerspeicher nun geleert werden.

Das passiert, indem Sie Ihrem Körper von außen, also über die Nahrung, so gut wie keine Kohlenhydrate mehr geben. In der Regel geht das dann recht schnell, denn Ihre muskulären Glykogenspeicher sind nicht groß: 800 – 1600 kcal, je nachdem wie trainiert Sie sind (Sportler haben größere Speicher). Nach 1 – 2 Tagen ist in der Regel alles Glykogen aufgebraucht.

Oberste Priorität: mehr Bewegung

Das Verbrauchen der Glykogenreserven können Sie durch körperliches Training sehr gut beschleunigen. Erinnern Sie sich: Solange noch irgendwo im Organismus Zucker zur Verfügung steht, wird Ihr Körper diesen zuerst verwenden. Erst danach greift er auf Eiweiß und Fett zurück, um Energie zu gewinnen. Das ist eine unveränderbare Reihenfolge, die Sie berücksichtigen müssen, wenn Sie in die Ketose kommen möchten. Sportliche Aktivitäten aller Art helfen Ihnen nun dabei, die Zuckerspeicher in Ihren Muskeln schneller zu leeren. Dies lässt Ihrem Körper dann keine andere Wahl, als rasch ins Alternativprogramm zu wechseln. Übrigens – keine Sorge, wenn Ihre Muskeln jetzt beim Sport nicht ganz so fit wirken wie gewohnt, das bleibt nicht so. Bis Ihr Körper voll und ganz auf die Verwertung von Fett als Energielieferant umgestellt hat, dauert es eben ein bisschen. Danach steht Ihnen wieder Ihre gewohnte Kraft zur Verfügung, oft sogar in größerem Ausmaß als vorher.

So essen Sie ab der zweiten Woche

Alle Ihre Mahlzeiten sind ab jetzt ketogen. Verwenden Sie dazu einfach die Rezepte, die Sie in diesem Buch finden. Ihnen stehen 12 Frühstücks-, 23 Mittagsrezepte und 15 Rezepte für das Abendessen zur Verfügung. Sie haben dabei absolut freie Wahl: Frühstücksrezepte können auch am Abend eingesetzt werden und umgekehrt natürlich ebenso.

Viel weniger Kohlenhydrate Erklärtes Ziel ist es in dieser Startphase nun, maximal 25 g Kohlenhydrate pro Tag zu verzehren. Damit bringen Sie Ihren Körper energisch dazu, Gehirn, Nerven und rote Blutkörperchen über Ketone als Energielieferanten zu versorgen. Diese Ketonkörper bildet er in Ihrer Leber aus Fettsäuren.

Mehr MCT-Öl Was MCT-Öl (S. 42) genau ist, wissen Sie bereits. Nun ist die Zeit gekommen, dieses noch intensiver einzusetzen. Nach der Eingewöhnungsphase der ersten Woche sollten Sie ab sofort 3 – 4 TL täglich zu sich nehmen, am besten über den Tag verteilt. Der neutrale Geschmack und die flüssige Konsistenz ermöglichen Ihnen einen vielfältigen Einsatz.

Essen Sie sich satt Nutzen Sie bis zu 3 Mahlzeiten, um ausreichend Sättigung zu erlangen – und legen Sie, wenn es wirklich sein muss, nur höchstens eine Zwischenmahlzeit pro Tag ein (entweder vormittags oder nachmittags). Umgekehrt, wenn 2 Mahlzeiten für Sie ausreichen, um satt, kraftvoll und zufrieden über den Tag zu kommen, dann belassen Sie es dabei – Sie sollen definitiv nicht öfter essen, als Ihr Körper es verlangt.

Recht bald werden Sie spüren, wie befreiend es sich anfühlt, aus der stressigen Insulin-Achterbahn (S. 16) auszubrechen. Im Lauf der kommenden Woche wird sich ein tiefes, sattes Gefühl in Ihnen ausbreiten. Gedanken wie: »Wo bekomme ich jetzt nur schnell etwas zu beißen her … ?« gehören dann rasch der Vergangenheit an.

Wichtig: Oberste Zielsetzung in der Stufe 2 ist es nicht, möglichst viele Kalorien zu sparen, sondern das Ankommen in der Ketose. Und dafür müssen Sie lediglich die Kohlenhydrate weitestgehend weglassen. Lassen Sie also keine Mahlzeiten ausfallen, die Sie zum jetzigen Zeitpunkt noch brauchen, um in Ihrer Wohlfühlzone zu bleiben.

Leberstärkung und Basenausgleich fortsetzen

Ihre Routine zur Kräftigung der Leber, die Sie in der ersten Woche erworben haben, setzen Sie weiter fort.

- Tägliche Leberstärkung: Mindestens dreimal täglich 25 Tropfen Dr. Wunder Hepy-Bitter – pur oder in etwas Wasser, bei Bedarf mit etwas Zitronensaft.
- Täglicher Basenausgleich: Einmal täglich 1 TL Dr. Wunder Base 5 in 250 ml Wasser aufgelöst trinken. Abends direkt vor dem Schlafengehen oder morgens nüchtern. Wichtig: immer auf leeren Magen, danach eine Stunde nichts essen!

Optional: Keto-Schnelleinstiege

Fasten kann Ihren Weg in die Ketose erheblich verkürzen. Je nachdem, wie geübt Sie darin sind, könnten Sie ergänzend dazu folgende Techniken einsetzen:

- Intervallfasten (14- bis 20-stündige Essenspause)
- Kurzzeitfasten (24 – 48 Stunden)
- Wunderleicht-Heilfasten (3 Tage oder länger)

Wählen Sie aus, was davon für Sie passt – und im Moment auch machbar ist. Falls Sie Fasten-Neuling sind und eine genaue Anleitung brauchen, finden Sie diese zu allen 3 Methoden in unserem Buch »Wunderleicht Fasten«.

Trinken Sie mehr als sonst

Im Zuckerstoffwechsel wird generell mehr Wasser im Körper gespeichert, das nun allmählich ausgeschieden wird. Dieser Effekt ist bei vielen schon nach kurzer Zeit deutlich zu sehen. Ist der Wasserüberschuss erst einmal aus dem Körper, wirken die Gewebe oft gleich einmal straffer, die

Gesichtszüge werden klarer – und nicht zu vergessen: Wasser ist auch Gewicht. Die ersten Kilos purzeln meist schon binnen kürzester Zeit aufgrund dieses Effekts. Mit dem Wasser werden in den ersten Tagen aber auch Mineralstoffe mit ausgeschwemmt, was zu Erscheinungen wie Hauttrockenheit oder Müdigkeit führen kann. Deshalb helfen wir dem Körper in dieser Übergangsphase mit der Zufuhr von Mineralstoffen (2-mal täglich Basenpulver) und erhöhten Trinkmengen, geschmeidig und leicht in die neue Balance zu kommen.

Feststellen, ob die Ketose erreicht ist

Das Erreichen einer stabilen Ketose kann 3 Tage, aber auch mehrere Wochen dauern. Ihr Körper muss sich an die neue Energieversorgung erst gewöhnen, das funktioniert bei den meisten nicht gleich von heute auf morgen. Je häufiger eine ketogene Ernährung praktiziert wird, desto flexibler wird auch der Stoffwechsel. Das Wechseln zwischen Fett- und Zuckerverbrennung fällt dann immer leichter und gelingt auch viel schneller. Um zu wissen, ob Sie bereits in Ketose sind, empfehlen wir Ihnen, jetzt in dieser Phase regelmäßig Ihre Ketonwerte zu messen. Dies liefert Ihnen eine objektive Rückbestätigung, wo Sie physiologisch gerade stehen – und gibt gleichzeitig Sicherheit und Motivation.

Doch was müssen Sie wissen, um auch wirklich zuverlässige Ergebnisse zu erhalten, auf die Sie sich verlassen können? Im folgenden Abschnitt haben wir für Sie jene Informationen zusammengefasst, die Sie benötigen, um die für Sie geeignetste Messmethode auszuwählen.

Ketose richtig messen Im Ketosezustand befinden sich in Ihrem Körper verschiedene Ketone; sowohl in Ihrem Blut als auch im Urin und sogar in Ihrem Atem. Und je nachdem, wo Sie nun messen, testen Sie auch verschiedene Ketonkörper: Urintests messen Acetoacetat, Bluttests bestimmen den Beta-Hydroxybutyrat-Gehalt (BHB), und über Atemmessgeräte kontrollieren Sie Ihren Acetonspiegel.

Acetoacetat – Messung im Urin Der Nachweis von Ketonkörpern mit Urin-Teststreifen ist die einfachste und kostengünstigste Methode (ca. 15 Euro für 100 Teststreifen). Hierbei werden die überschüssigen, vom Körper über die Nieren ausgeschiedenen Acetoacetat-Ketonkörper gemessen, die den Streifen entsprechend ihrer Konzentration einfärben. Für den Einstieg in die ketogene Ernährungsweise ist die Urinmessung ideal. Sie ist leicht anzuwenden und in der Anfangsphase auch ausreichend genau. Von diesem Wert kann man rückschließen, wie hoch die Menge der vom Körper effektiv genutzten Ketonkörper ist. Dies funktioniert in der Regel recht zuverlässig, es gibt aber einige Faktoren, die man wissen und bei der Bewertung des Resultats mitberücksichtigen sollte:

Messen Sie etwa nach einer intensiven Sporteinheit Ihre Harn-Ketone, dann kann es sein, dass die Messstreifen überhaupt keine anzeigen, Sie sich tatsächlich aber sehr wohl in Ketose befinden. Des Rätsels Lösung: Sie haben bei der körperlichen Betätigung einfach alle Ihre Ketonkörper verbraucht – und über den Urin werden dann keine mehr ausgeschieden. Auch ob Sie wenig oder viel getrunken haben, kann das Ergebnis Ihrer Messung beeinflussen.

Generell gilt: Je länger Sie in Ketose sind, desto ungenauer wird das Ergebnis über die Urinmessung werden. Ihr Stoffwechsel lernt zunehmend effizienter mit seinen Ketonkörpern umzugehen und muss immer weniger davon »wegwerfen« – kurz, er adaptiert sich. Planen Sie also, über mehrere Monate ketogen zu essen, dann kann es Sinn machen, später auf eine Messung über Blut oder Atemluft zu wechseln.

Messung über die Atemluft Hierbei handelt es sich um die modernste

Stufe 2 EINLEITUNGSPHASE

DAUER	1 Woche
ZIELSETZUNG	• Aktivierung der Ketose • Umstellung des Stoffwechsels • Erreichen eines tieferen Sättigungsgefühls
ERNÄHRUNG	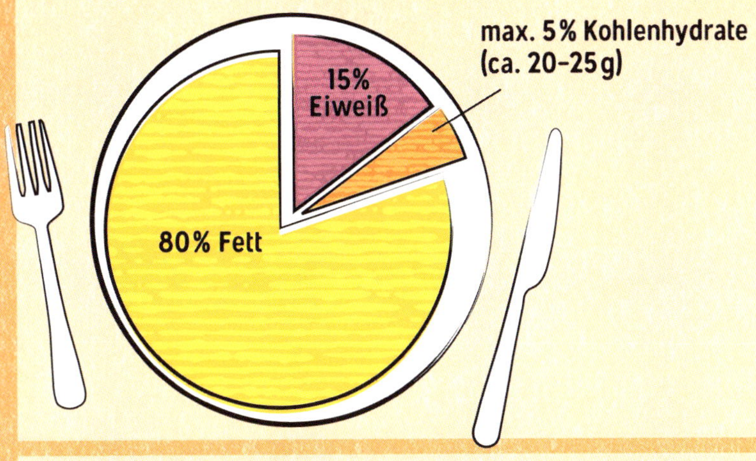
LEBERSTÄRKUNG	mind. 3x täglich 25 Tropfen Hepy-Bitter (vor den Mahlzeiten)
BASENAUSGLEICH	2x täglich 1 TL Base 5
KETOBESCHLEUNIGER	3–4 TL MCT-Öl täglich über den Tag verteilt
BEWEGUNG	Leerung der Glykogenspeicher durch intensive Körpertraining zu Beginn der Umstellungsphase

und bequemste Variante zur Bestimmung Ihrer Ketonwerte. Dabei wird das flüchtige Keton Aceton gemessen, das Sie über Ihre Lunge ausatmen. Aceton gilt als guter Indikator für Fettabbau und Ketonbildung. Die Messgeräte kosten zwischen 100 und 280 Euro, sind klein und handlich; man kann Sie auch unterwegs gut nutzen. Die Einzelmessung selbst kostet dann nichts mehr zusätzlich, Sie müssen Ihr Gerät allerdings nach ca. 300 Tests jeweils erneut kalibrieren lassen, um auf Dauer verlässliche Ergebnisse zu erzielen.

Messung im Blut Im Gegensatz zur Atem- und Urinmessung ist der Bluttest der einzige Weg, um wirklich direkt festzustellen, wie hoch der Wert der von Ihrem Körper tatsächlich genutzten Ketonkörper ist. Hierbei wird das Keton Beta-Hydroxybutyrat bestimmt. Sie benutzen dazu ein kleines Messgerät mit Teststreifen und entnehmen für die Messung jeweils einen Tropfen Blut aus Ihrer Fingerbeere (ähnlich einer Blutzuckermessung). Die Messung ist schnell und einfach durchzuführen. Sie ist von der Genauigkeit den anderen Messmethoden überlegen. Der große Nachteil sind die Kosten der Teststreifen (ca. 2 Euro pro Messung). In erster Linie kontrolliert man daher im Zweifelsfall die Wirksamkeit einer Therapie oder eine Leistungssteigerung im Sport.

Was tun bei Heißhunger oder Süßgelüsten?

Vorsätze und Absichten mögen noch so aufrichtig und gut sein – sie sind auch ganz schnell einmal kurzerhand über Bord geworfen. Etwa weil Sie gerade großen Stress haben oder einfach sehr viel Zeit im Urlaub. Oder vielleicht, weil Sie gerade an der Bäckerei vorbeigehen und der Duft von frischem Gebäck zu verlockend ist. Möglicherweise verleitet Sie auch das Verhalten von anderen Menschen in Ihrer Umgebung, Ihr Keto-Programm kurzzeitig aus den Augen zu verlieren. Es könnte Ihr Partner sein, der sich eine Pizza bestellt. Ihre Kollegin, die in der Firma Geburtstag feiert und für alle Kuchen mitbringt – und Sie bekommen plötzlich richtig Lust darauf, mitzuessen!

Machen wir uns nichts vor, solche und ähnliche Situationen können passieren. Und sie führen unter Umständen zu einer Heißhungerattacke – darum hier ein paar Tipps, wie Sie ganz gelassen damit umgehen können:

Basenausgleich Magenknurren beruhigen Sie am besten mit 1 TL Basenpulver in einem großen Glas Wasser. Denn Heißhunger kommt zu einem Gutteil auch von einem Säureüberschuss im Magen. Dieser kann ebenso gut durch eine stressige Situation, ein unverträgliches Lebensmittel oder eine Medikamenteneinnahme ausgelöst werden. Solch ein »Hungergefühl« ist von »echtem« Hunger nicht zu unterscheiden. Wiederholen Sie die Einnahme eventuell nochmals nach 2–3 Stunden.

Bitterstoffe Einem Süßgusto wirken Sie am besten mit ein paar zusätzlichen Bitterstoffen entgegen. Wählen Sie frei, ob Ihnen Tropfen oder Tees besser zusagen.

Ballaststoffe Am besten vermeiden Sie Heißhungerattacken, indem Sie sich bei Ihren Mahlzeiten Zeit lassen und sich richtig satt essen. Das funktioniert bei der ketogenen Ernährung am besten mit reichlich Gemüse. Die enthaltenen Ballaststoffe sorgen durch die Magendehnung für ein gutes Sattheitsgefühl. Und verschaffen Ihrem Körper genug zeitlichen Spielraum, wieder Ketone zu bilden.

Was tun, wenn Sie nicht satt werden?

Sie halten sich an die Rezeptvorgaben und werden doch nicht ganz satt? So schaffen Sie Abhilfe:

- Stellen Sie sicher, dass Sie die empfohlenen Fettmengen auch wirklich zu sich nehmen. Bei der ketogenen Ernährung steht uns nur das Fett als Energiequelle zur Verfügung. Wenn Sie dieses zu zögerlich einsetzen, klaffen Energieverbrauch und -zufuhr zu sehr auseinander – und Sie leiden Hunger.

- Essen Sie bei Bedarf auch größere Portionen: Die Mengen sind für eine Person mit etwa 65 – 70 kg Körpergewicht mit mittlerem Leistungsniveau berechnet. Wenn Sie von stärkerer Statur oder körperlich sehr aktiv sind, dann reicht diese Menge unter Umständen für Sie nicht aus.
- Nutzen Sie Ihre 3 täglichen Mahlzeiten, um sich wirklich satt zu essen. Nur wenn dies trotzdem nicht ausreicht, erweitern Sie vorübergehend um ein Keto-Heißgetränk oder einen ketogenen Snack (vormittags oder nachmittags).
- Möglicherweise produziert Ihr Organismus anfangs noch nicht genug Verdauungsenzyme, um alle in den Mahlzeiten enthaltenen Nährstoffe vollständig aufzuschließen. Jede Umstellung braucht ihre Zeit. Lassen Sie einfach noch etwas Geduld walten und setzen Sie inzwischen die schon genannten Vorschläge in die Tat um.

Wie geht es den beiden Freundinnen?

Laura: Erfolg der Woche – kein Hunger!

Beim Abteilungsmeeting heute hat Laura eine Tasse Kaffee mit einem ordentlichen Schuss Sahne genossen – und war damit völlig zufrieden, ohne den geringsten Impuls zu verspüren, bei den belegten Brötchen zuzulangen. Von sich selbst überrascht, konnte sie es kaum glauben. Sonst war sie um diese Tageszeit immer schon so hungrig gewesen, dass sie bei einem Essensangebot auf keinen Fall hätte Nein sagen können. Heute war sie völlig entspannt und zufrieden. »So funktioniert das also mit den flachen Blutzuckerkurven«, denkt sie sich. »Fühlt sich herrlich frei und entspannt an!«

Johanna ist noch im Zweifel

»Also ein Leben ganz ohne Brot, das kann ich mir nur schwer vorstellen.« Einschränkungen beim Essen sind Johanna vollkommen fremd. Ja, der Gedanke macht ihr sogar ein wenig Angst. Sie isst oft und gerne, denn eigentlich ist sie fast ständig hungrig. »Und dann das viele Fett – wer weiß, ob ich das überhaupt alles vertrage?« Doch als Laura sie ihr feines Keto-Brot kosten lässt, sieht die Sache für sie gleich besser aus. »Und die Fettverdauung wird mit dem Wunderleicht-Programm ja von Anfang an gezielt unterstützt«, erklärt ihr die Freundin. »Sogar Julius ist total zufrieden, und du weißt ja, wie heikel er oft beim Essen ist. Das ist die erste Diät, bei der mein Mann wirklich motiviert mitmacht – wer hätte das gedacht!«

Was tun, wenn Sie nicht in die Ketose kommen?

Selbst wenn Sie alles richtig machen, kann es eine Weile dauern, bis Sie in einer stabilen Ketose angekommen sind. Dies ist auch von der individuellen Konstitution Ihres Stoffwechsels abhängig. Routinierte Ketarier, die von Ihrem Körper schon wissen, dass er nicht so rasch umschaltet, warten deshalb mit dem Messen bewusst eine Weile. Verzagen Sie also nicht, wenn Ihre Messstreifen nach den ersten Tagen noch keine »Rosafärbung« zeigen. Und stellen Sie vorerst einmal sicher, dass Sie die folgenden Maßnahmen richtig umsetzen, um Ihre Umstellung zu erreichen:

Versteckte Zucker? Vergewissern Sie sich, dass Sie keine versteckten Kohlenhydrate übersehen. Schreiben Sie dazu notfalls ein Ernährungsprotokoll und berechnen Sie Ihre Energiemengen und Nährwerte.

Zu viel Eiweiß? Halten Sie sich an die in den Rezepten empfohlenen Eiweißmengen. Ihr Körper ist nämlich tatsächlich in der Lage, aus Eiweiß Glukose, also Zucker, zu synthetisieren, wenn er sonst keinen bekommt.

Genug Sport? Powern Sie sich an den ersten Tagen der Umstellung körperlich ordentlich aus, um Ihre Zuckerspeicher in den Muskeln zu leeren. Ideal gelingt das über intensives Kraft- oder Ausdauertraining. Ist dies nicht möglich, dann machen Sie längere Spaziergänge – und einen großen Bogen um Aufzüge.

MCT-Öl als Turbo Nehmen Sie in der Einleitphase täglich 3 – 4 TL MCT-Öl zu sich, um die Produktion von Ketonkörpern in Ihrer Leber anzukurbeln.

Sie machen das alles schon? Wir haben noch weitere Tipps für Sie:

- Trinken Sie als erste Tagesmahlzeit ein Bulletproof-Getränk (Kaffee, Matcha oder Kakao).
- Setzen Sie den Intervallfasten-Reset (16 : 8 oder besser 18 : 6) ein und lassen Sie das Abendessen ausfallen. Dadurch verlängern Sie Ihre Essenspause und heizen die Fettverbrennung an.
- Setzen Sie noch einen Trumpf drauf – und machen Sie den intensiveren 24 – 48-Stunden-Reset.

Diabetiker brauchen länger Wenn Ihr Körper bereits in der Insulinresistenz ist oder Sie vielleicht schon Diabetes-Medikamente verordnet bekommen haben, dann sollten Sie sich ebenfalls auf eine längere Umstellungsphase einstellen. Das Gleiche gilt auch für Sie, wenn Sie schon über längere Zeit täglich Medikamente einnehmen. In beiden Fällen ist Ihre Leber bereits dauerhaft gefordert und benötigt dann in der Regel ein wenig länger, um mit der Ketonproduktion zu starten.

Keto ist nicht automatisch gesund

Es gibt eine Reihe falscher Vorstellungen bezüglich der ketogenen Ernährung. Das häufigste Missverständnis ist, dass es sich dabei um eine eiweißreiche Kost handelt. Doch das ist überhaupt nicht der Fall. Der Eiweißanteil beim gesunden ketogenen Essen sollte 15 % der Gesamtenergiezufuhr nicht übersteigen. Dieselbe Empfehlung gilt übrigens gleichermaßen für das »normale« Essen mit höherem Kohlenhydratanteil.

Eine zu eiweißreiche Diät ist weder gesund – noch ketogen. Essen wir nämlich zu viel Eiweiß, wandelt unser Körper etwa 50 % der im Protein enthaltenen Aminosäuren – über den physiologischen Vorgang der

Mögliche Übergangsreaktionen: Die »Keto-Grippe«

Die alte Energiequelle ist fürs Erste am Versiegen, die neue wird gerade erst angeschlossen, doch das braucht seine Zeit. Wenn Ihr Körper diesen anderen Modus bereits kennt – zum Beispiel vom Heilfasten –, dann gelingt die Umschaltung in der Regel leichter und schneller. Sollten Sie also in den ersten Tagen ein wenig schlapper als gewohnt sein, dann ist das völlig normal. Besonders dann, wenn Sie sich bisher eher kohlenhydratreich ernährt haben. Ihr Körper bekommt ja keine Glukose mehr zugeführt – und die alternativen Ketonkörper stehen noch nicht ausreichend zur Verfügung. Es dauert eine Weile, bis Ihre Ketonkraft so richtig in Fahrt kommt und Sie sich damit rundum wohlfühlen. Und genau um diesen Übergang für Sie so geschmeidig wie möglich zu machen, haben wir die verschiedenen Stufen des Wunderleicht-Keto-Programms entwickelt, in der Ihr Körper optimal auf die neue Situation eingestellt wird.

Glukoneogenese – in Zucker um. Und dann ist es schnell vorbei mit der Ketose.

Doch allein Fette zu essen wäre zwar ketogen – aber ebenso wenig eine brauchbare Lösung. Wenn Ihre fettbasierte Ernährung nicht zu einem großen Teil aus Gemüse besteht, dann machen Sie trotzdem grundlegend etwas falsch. Gemüse ist die Quelle für viele Vitamine, Vital- und Mineralstoffe, die unabdingbar für eine gute Gesundheit sind. Die enthaltenen Ballaststoffe liefern zudem reichlich Nahrung für Ihre Darmbakterien. Und das hält wiederum Ihren Darm und Ihr Mikrobiom fit. Alle Rezepte in diesem Buch ermöglichen es Ihnen ganz selbstverständlich, all diese Regeln zu befolgen.

Laura und Johanna telefonieren

Laura ist in Ketose

Ist schon aufregend, findet Laura. Jetzt bin ich doch schon 47 Jahre alt und lerne trotzdem noch etwas Neues an meinem Körper kennen.

- »Du, das Essen schmeckt einfach fantastisch. So lecker war noch keine Diät«, sagt sie zu Johanna am Telefon. »Eine Umstellung beim Kochen war es schon – vor allem im Kopf. Ist irgendwie schon heftig, so viel Fett. Bei diesem neuen, zügellosen Umgang mit Öl, Butter und Nüssen hat es mir anfangs regelrecht die Haare aufgestellt. Da schlagen dann schnell einmal die alten Denkmuster durch.«
- »Und das ist wirklich alles erlaubt?!«, fragt Johanna.
- »Ja – nur in Kombination mit Kohlenhydraten schlägt das Fett so an. Und ich sag's Dir, seit ich so esse, hab ich gar kein Sodbrennen mehr. Ist das nicht verrückt?! Hilft hier jetzt das regelmäßige Basenpulver, das im Programm dabei ist, oder doch schon die Ernährungsumstellung? Egal – Hauptsache, es wirkt!«

Heute fühlt sich Laura wirklich topfit – vor 2 Tagen war das noch anders gewesen. Da ist sie nach dem Pilates sogar auf dem Sofa eingeschlafen. Doch sie hat trotzdem weitergemacht mit ihrem persönlichen Sportprogramm, und es hat sich bezahlt gemacht: Seit gestern sind die Harnstreifen rosa gefärbt, was anzeigt, dass sie in Ketose ist. Sie ist vor Freude fast an die Decke gesprungen. Jetzt fühlt sie sich so wohl in ihrem Körper wie schon lange nicht mehr!

Stufe 3: Verstärkungsphase

Hier angekommen wissen Sie bereits, wie sich die Ketose anfühlt. In der nun beginnenden Verstärkungsphase gewinnen Sie Tag für Tag mehr Sicherheit in der ketogenen Ernährungsweise und lernen diese ganz selbstverständlich in Ihren Alltag zu integrieren.

Gleichzeitig geht es jetzt aber auch darum, Ihre neugewonnene Ketonkraft bestmöglich für Ihre Gesundheit, eine höhere Leistungsfähigkeit oder eine Gewichtskorrektur einzusetzen. In dieser Phase, die mindestens 2 Wochen, aber gerne auch länger dauern sollte, nimmt Ihre Ketose volle Fahrt auf. Nutzen Sie die vielen Rezeptvorschläge in unserem Buch, um Ihr persönliches Spektrum an ketogenen Mahlzeiten zu erweitern. Es wird Ihnen immer besser gelingen, auch spontan und »aus dem Bauch heraus« passende Gerichte zu zaubern.

Setzen Sie nun noch stärker MCT-Öl zur Verankerung der Ketose ein. Bis zu 6 TL täglich sind unsere Empfehlung, aber steigern Sie die Dosis dabei nicht abrupt. Sollten Sie auf die neue Menge mit Unwohlsein reagieren, dann bleiben Sie vorerst besser bei 3 – 4 TL pro Tag und erhöhen vorsichtig über einen längeren Zeitraum.

Auch die täglichen Messungen mittels Urinmessstreifen behalten Sie während der kommenden 14 Tage wie gewohnt bei. Das gibt Ihnen die Möglichkeit, Ihre Erfolge regelmäßig zu kontrollieren. Bitte nicht vergessen: Körperliche Betätigung hilft Ihnen dabei, sich noch stärker in der Ketose zu verankern. Planen Sie dazu 2- bis 3-mal pro Woche fixe Aktivitäten ein, die Sie auch gerne durchführen.

Die Entgiftung ist in vollem Gange

Ketogen essen ist immer zugleich eine Detox-Maßnahme. Das liegt daran, dass unser Körper für ihn giftige Substanzen oft im Fettgewebe gebunden hält. Lösen sich nun die körpereigenen Fettdepots im Rahmen der Gewichtsreduktion allmählich auf, kommen auch diese Giftstoffe zwangsläufig nach und nach wieder in Lösung – und müssen nun raus aus dem Körper.

Woran ist das zu erkennen? Typische Anzeichen wären zum Beispiel flüchtige Hautausschläge oder Rötungen, Juckreiz, aber auch Müdigkeit oder innere Unruhe. Sollten Sie eines oder mehrere dieser Anzeichen bemerken, macht es absolut Sinn, gezielt nachzuhelfen. Hier einige Vorschläge:

- Zur Leberentgiftung gönnen Sie Ihrem Körper täglich 1 Tasse guten Leber-Tee – am besten zwischen 13 und 15 Uhr (vielleicht für eine Weile anstelle Ihres Nachmittagskaffees).
- Um Ihre Nierenfunktion anzukurbeln, trinken Sie täglich 1 – 2 Tassen Nieren-Tee – die ideale Zeit dafür ist zwischen 17 und 19 Uhr (der »neue« Fünfuhrtee).
- Zur Entgiftung direkt über die Haut genießen Sie ausgiebige körperwarme Basenbäder von mindestens 1 Stunde – je länger, desto effektiver.
- Zeolith bindet die Gifte in Ihrem Darm und erleichtert damit das Ausscheiden aus dem Körper: 1- bis 2-mal täglich 1 TL medizinisches Zeolithpulver in Wasser aufgelöst trinken – dies lässt sich übrigens sehr gut zusammen mit Base 5 zum Säureausgleich einnehmen.
- Wenn Ihnen Einläufe oder noch besser Kaffee-Einläufe vertraut sind, dann können Sie diese jetzt perfekt einsetzen, um Ihren Körper bei seinem erhöhten Entgiftungsbedarf zu unterstützen. Auch Colon-Hydro-Behandlungen sind in dieser Phase eine ausgezeichnete Option.

Wie Sie Ihren Körper besonders wirkungsvoll entgiften, erfahren Sie mit genauen Anleitungen in unseren Büchern »Wunderleicht Fasten« und »Wunderleicht Leberreinigung«.

Gewichtsmanagement: abbauen oder zulegen?

Beides funktioniert – wir setzen die ketogene Ernährung in unserer therapeutischen Arbeit sowohl zur Gewichtsreduktion als auch zur -zunahme ein. In welcher Situation befinden Sie sich gerade?

Sie sind in der Ketose und möchten abnehmen

Sie haben in den ersten Wochen des Wunderleicht-Keto-Programms auch schon Gewicht reduziert. Es darf aber noch etwas mehr weggehen. Perfekt. In diesem Fall ist nicht mehr viel anzupassen. Beachten Sie ab jetzt alle Aufgaben der Verstärkungsphase – und Ihr bisheriger Trend wird sich weiter fortsetzen.

Sie sind in der Ketose, wollen abnehmen, doch es klappt nicht

Sie haben in den letzten Wochen noch kein Gewicht verloren oder sogar zugenommen. Nicht verzagen,

Clevere Gewichtsreduktion

Über den Ketosemodus lassen sich auf elegante Art und Weise überschüssige und ungeliebte Fettdepots auflösen. Sie führen dazu in Summe einfach 25 – 30 % weniger Kalorien zu (als Sie verbrauchen) und Ihr Körper wird sich die fehlende Differenz direkt über das Körperfett holen. Damit haben Sie die ganze Zeit über Ihre volle Energie zur Verfügung – und dennoch keinen Hunger.
Dies wird möglich durch 2 wesentliche Vorteile der Ketose:

- Die Aktivierung dieser Reserven geschieht unmittelbar, da Ihr Stoffwechsel ja bereits auf Fettverbrennung läuft und sich entsprechend leicht damit tut.
- In der subjektiven Wahrnehmung macht die Kalorienreduktion keinen großen Unterschied. Ihre Mahlzeiten bestehen jetzt ohnedies zum größten Teil aus Gemüse – und diese Menge sowie der Eiweißanteil bleiben gleich. Sie verringern jetzt nur den täglichen Fettanteil – Ihr Körper erledigt den Rest.

Sie machen bereits vieles richtig, sonst wären Sie nicht in der Ketose. Jetzt ist es an der Zeit, Ihre Gesamtenergiezufuhr zu reduzieren. Um Gewicht abzubauen, müssen Sie mehr Energie verbrauchen als Sie Ihrem Stoffwechsel zuführen – dies ist die Grundbedingung für Gewichtsreduktion. Der Vorteil bei der ketogenen Ernährung: Es geht besonders leicht. Sie reduzieren einfach nur die tägliche Fettzufuhr, Gemüse und Eiweiß essen Sie genauso weiter wie bisher.

Sie sind in der Ketose und möchten Ihr Gewicht halten

Balancieren Sie Ihre Energiezufuhr jetzt so aus, dass sie exakt Ihrem Verbrauch entspricht. Wenn Sie den Eindruck haben, dass Sie weiter abnehmen, erhöhen Sie einfach Ihre Fettmenge. Ist das Gegenteil der Fall, reduzieren Sie diese. Sie werden schnell ein Gefühl für Ihre idealen Mengen entwickeln. Befolgen Sie zusätzlich die Regeln der Verstärkungsphase.

Sie sind in der Ketose und möchten zunehmen

So wie Sie mit ketogener Ernährung abnehmen können, können Sie damit auch Gewicht aufbauen – vor allem dann, wenn Ihnen dies bisher im Glukosestoffwechsel nicht oder nur schwer gelungen ist. Halten Sie sich dabei an die Regeln der Verstärkungsphase und erhöhen Sie zusätzlich Ihre zugeführten Fettmengen über gesunde Fette. Beachten Sie bitte: Für eine stabile Gewichtszunahme ist immer der Muskelaufbau entscheidend. Dieser gelingt nur durch ausreichende Eiweißzufuhr – kombiniert mit gezieltem Körpertraining.

Für alle Situationen gilt: Sie können auch längere Zeit in der Stufe 3 bleiben – am besten so lange, bis Sie Ihr persönliches Wohlfühlgewicht erreicht haben!

Laura

Bei ihr macht es klick

Laura ist jetzt stabil in der Ketose. Sie misst noch immer bei fast jeder Gelegenheit, und die Messstreifen färben sich regelmäßig pink, manchmal sogar violett. Doch vom Gewicht her bewegt sich schon seit Tagen gar nichts mehr. Dabei fing alles so vielversprechend an. Schon nach 3 Tagen gleich mal gut 1 Kilo weniger – und sogar die Ringe saßen wieder lockerer auf den Fingern. Gestern hat Laura dann das Buch nochmals gelesen, und es ist ihr wie Schuppen von den Augen gefallen: »Klar doch, ein Defizit muss her!« Da hat sich bei ihr ein Denkfehler eingeschlichen. Ketose allein reicht nicht, um abzunehmen. »Will ich Gewicht reduzieren, muss ich auch in die Reduktion gehen – also weniger Kalorien zuführen als ich täglich verbrauche. Nur dann holt sich der Körper den Rest von meinen Hüften.« Laura glaubt auch, dass sie sich durch den hohen Fettgehalt in den Portionsgrößen ein wenig vertan hat – da kommt dann über den Tag eben einiges mehr zusammen als man meint. Sie hat zwar vorbildlich ketogen, aber eben insgesamt zu viel gegessen. Und auch mit den Nüssen, ihrem neuen Lieblings-Snack bei der Bildschirmarbeit am Nachmittag hat sie sich total verschätzt. Beim genaueren Blick auf die Packung war ihr dann so einiges klar: mehr als 600 kcal auf 100 g, und das einfach so für zwischendurch – das konnte ja nicht funktionieren!

Jetzt nicht übertreiben: die optimale Ketose finden

Mit dem Wunderleicht-Keto-Programm wird es Ihnen gelingen, auf besonders angenehme Art und Weise in den Zustand einer milden Ketose

Stufe 3 VERSTÄRKUNGSPHASE

DAUER	mind. 2 Wochen
ZIELSETZUNG	• Verankerung der Ketose • Stabilisierung des Fettstoffwechsels • Unterstützung von Heilungsprozessen
ERNÄHRUNG	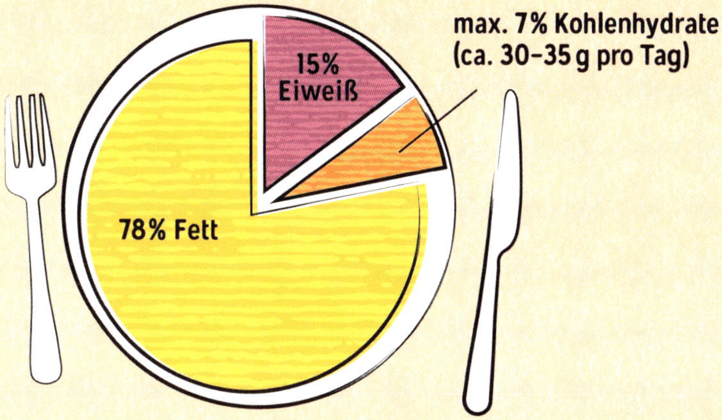
LEBERSTÄRKUNG	mind. 3x täglich 25 Tropfen Hepy-Bitter (vor den Mahlzeiten)
BASENAUSGLEICH	2x täglich 1 TL Base 5
KETOBESCHLEUNIGER	4–6 TL MCT-Öl täglich
ENTZÜNDUNGS-HEMMUNG	2 EL Leinöl täglich
ENTGIFTUNGSTIPPS (optional)	um 13 Uhr 2 Tassen Hepy-Tee um 17 Uhr 2 Tassen Reny-Tee 1–2x täglich 1 TL Zeolithpulver (geht auch zusammen mit Base 5)
BEWEGUNG	regelmäßiges Körpertraining, mind. 2x pro Woche

zu gelangen. Sie erreichen dies, indem Sie Ihre tägliche Kohlenhydratzufuhr über die 2 Wochen der Verstärkungsphase hinweg auf maximal 35 – 40 g begrenzen und einen beträchtlichen Teil Ihrer Fettkalorien in Form von MCT-Öl und Kokosöl zu sich nehmen.

Beim Wunderleicht-Keto-Programm zielen wir (verglichen mit der strengen ketogenen Ernährung für Epilepsiepatienten) bewusst auf eine leichtere Ketose ab. Wir nennen diese »optimale Ketose«, denn sie ist ideal zur Gewichtsreduktion und für die Verbesserung der allermeisten Zivilisationsbeschwerden absolut ausreichend. Zusätzlich machen wir uns noch den Ketobeschleuniger MCT-Öl zu Nutze. In dieser Kombination kommen Sie bei Ihren Mahlzeiten mit viel mehr Genuss und Freude am Essen erfolgreich ans Ziel!

Irrtum Keto-Azidose

Immer wieder einmal hört man von Menschen, die vor der Ketose warnen, da sie für den Körper lebensgefährlich sei. Würde das tatsächlich stimmen, könnte kein Mensch für länger als 3 Tage fasten, sondern müsste gleich mal tot umfallen. Also nein, die Ketose ist nicht gefährlich. Hierbei handelt es sich um ein Missverständnis.

Womit die Ketose regelmäßig verwechselt wird, das ist die Keto-Azidose, die als Notfall bei Diabetikern auftritt und in der Tat lebensgefährlich ist. Dabei steigt der Blutzuckerspiegel extrem in die Höhe, das Blut übersäuert massiv und zeigt Ketonmesswerte von 16 – 30 mmol/l.

Doch dies hat nichts mit der physiologischen Ketose zu tun, wie wir sie hier anwenden. Im Rahmen der ketogenen Ernährung bleibt Ihr Blutzucker selbstverständlich normal und Ihre Ketonspiegel im Blut erreichen im Schnitt eine Konzentration von 1 – 3 mmol/l. Das sind, medizinisch gesehen, absolut unbedenkliche Werte.

Unterschiedliche Angaben zu gesunden bzw. gefährlichen Ketonspiegeln, die man im Internet immer wieder findet, können Sie daher getrost ignorieren. Eine gesunde Ketose in dem Rahmen, wie wir sie hier anleiten, kann problemlos und ohne körperlichen Schaden langzeitig aufrechterhalten werden.

Einstufung der Blut- und Urinmesswerte (gleicher Wert)

Einstufung	Wert	Erläuterung
milde Ketose	0,5 – 1 mmol/l	wichtige Startphase Übergang vom Zuckerverbrennen ins Fettverbrennen
optimale Ketose	1 – 3 mmol/l	geistige Klarheit volle Energie kein Hunger ideal für die Gewichtsreduktion
strenge (therapeutische) Ketose	3 – 5 mmol/l	Zustand beschleunigter Heilung (schwere Stoffwechselerkrankung, Epilepsie, Diabetes, Krebs, Autoimmunerkrankungen etc.)
Fastenketose	5 – 8 mmol/l	nicht über längere Zeit sinnvoll; 2-mal pro Jahr, um Krankheiten vorzubeugen oder zu lindern

Versteckte hormonelle Ketose-Bremsen

Wenn Sie trotz konsequenter Umsetzung aller Programmpunkte an eine hartnäckige Ketose-Barriere stoßen, dann könnten noch zwei weitere Faktoren eine Rolle spielen. Auf den Punkt gebracht sind das versteckte Hormonverschiebungen, die durch zu wenig Schlaf oder zu viel Stress ausgelöst werden können.

Lassen Sie uns ein wenig näher beleuchten, was das Schlafhormon Melatonin und das Stresshormon Kortisol damit zu tun haben können, dass Sie nicht stabil in die Ketose kommen.

Das Stresshormon baut gerne Zucker auf

Immer wenn Sie Stress haben, schüttet Ihr Körper das Hormon Kortisol aus. Dieses ist ein sogenanntes Glukokortikoid: Es setzt Glukose als schnelle Krisenenergie frei. Im Prinzip ist das ein sinnvoller Mechanismus, denn wenn es akut um Leben und Tod geht, dann braucht Ihr Körper sofort Treibstoff für Flucht oder Kampf.

Wenn der Stress nun aber chronisch wird und Sie aus diesem Notfallmodus gar nicht mehr herauskommen, wird eben genau derselbe Mechanismus Ihre Ketose und damit vielleicht auch Ihre erwünschte Gewichtsabnahme blockieren. Denn sogar wenn Sie überhaupt keine Kohlenhydrate essen, stellt sich Ihr Körper durch das erhöhte Kortisol einfach aus Fett oder Eiweiß wieder selbst seinen Zucker her – und Ihr Blutzuckerspiegel steigt.

Je häufiger Sie also den Stressmodus abschütteln können, desto weniger behindern Sie Ihren Ketose- bzw. Abnehmerfolg. Natürlich gehört ein gewisses Maß an Stress zum Leben. Entscheidend ist hier die ausgleichende Entspannung und Regeneration – ganz besonders in der Nacht.

Beide Heldinnen sind in Ketose

Laura: Auswärts essen – gar kein Problem!

Laura ist total zufrieden. Gut ist es gelaufen, das Essen mit den Kolleginnen. Zugegeben, sie war schon ziemlich nervös gewesen im Vorfeld. Deshalb hat sie sich auch eine genaue Strategie zurechtgelegt:
1. Die Finger vom Brot lassen.
2. Salat als Vorspeise ohne fertiges Dressing und mit ordentlich viel Öl. 3. Hauptspeise nur mit Gemüse als Beilage mit nochmals extra Olivenöl – und als Dessert dann Erdbeeren mit Sahne! Hand aufs Herz: klingt das jetzt nach Entbehrung?! Niemandem ist aufgefallen, dass sie sich gerade anders ernährt. Prima, denn von Kommentaren von außen will sie sich im Augenblick auch gar nicht verunsichern lassen.

Johanna hat sich entschieden – und es nicht bereut

Gerade Lauras Anfangsschwierigkeiten mit der Gewichtsabnahme haben für Johanna den Ausschlag gegeben, sich ebenfalls auf diese spannende Stoffwechsel-Reise zu machen. Sie weiß jetzt, dass man sehr wohl die gesundheitlichen Vorteile der Ketose nutzen kann, ohne Gewicht zu verlieren. Sie isst jetzt konsequent 3 Mahlzeiten täglich und braucht zu ihrer eigenen Überraschung seit der Stufe 2 kaum mehr Zwischenmahlzeiten – das ständig nagende Hungergefühl ist so gut wie weg.

Ketose-Blitzkorrektur

Falls Sie – aus welchem Grund auch immer – aus der Ketose gefallen sind und sich nun müde, irgendwie abgeschlagen und vielleicht sogar ein wenig enttäuscht und verzagt fühlen: Jetzt brauchen Sie möglichst schnell wieder Ketone im Blut! Hier ein paar Tipps, wie Sie sich rasch und souverän aus solch einer Situation herausmanövrieren:

Essenspause

Das Wichtigste ist jetzt eine entschlossene Essenspause, damit Ihr Körper genug Zeit hat, alle Zuckerreserven zu verbrauchen. In kritischen Fällen setzen Sie idealerweise auf ein Kurzzeitfasten von 24 Stunden, aber auch ein Intervall von zumindest 16 Stunden ist an dieser Stelle sehr hilfreich.

MCT-Öl

Regen Sie energisch Ihre Ketonkörperbildung über MCT-Öl (S. 42) an. MCT-Öl sollte das Erste sein, was Sie nach der Essenspause wieder zu sich nehmen. Am besten in Form eines Keto-Heißgetränks.

Unser Schlafhormon senkt Insulin

Das Hormon Melatonin wird täglich im Körper ausgeschüttet, sobald es dunkel wird. Es hilft Ihnen dabei, in einen tiefen, erholsamen Schlaf zu kommen. Und Melatonin hemmt dazu auch noch Insulin. Also genau jenes Schlüsselhormon, das Ihre Fähigkeit, Gewicht zu verlieren, blockiert. Sobald das Melatonin ansteigt, bekommt Ihr Körper das Signal, jetzt ist Schlafenszeit, ich muss kein Insulin freisetzen.

Genau damit beginnt dann die ganze Magie der nächtlichen Gewichtsabnahme zu wirken: Das Insulin fällt ab, das Wachstumshormon steigt an – und Sie wachen mit etwas weniger Gewicht auf, als Sie eingeschlafen sind.

Wenn Sie aber bis zum Schlafengehen auf den taghellen Bildschirm Ihres Fernsehers, Computers, Ihres Tablets oder Smartphones schauen, dann wird dies Ihre Melatoninausschüttung erheblich behindern. Ihr Insulinspiegel steigt an, was – wie Sie ja jetzt schon wissen – wiederum ein Hungergefühl auslöst. Nicht zuletzt wegen dieses Mechanismus wird spätabends vor dem Fernseher auch so gerne noch gesnackt.

Deshalb ist es sehr wichtig, sich für zumindest 30 Minuten vor dem Zubettgehen nicht mehr dem blauen Bildschirmlicht auszusetzen. Machen Sie vielleicht lieber mal eine Kerze an und genießen Sie eine Tasse Kräutertee.

Chronischer Stress und Schlafmangel sind also zwei extrem wichtige Faktoren, die Sie im Auge behalten sollten, wenn es mit der Ketose oder dem Abnehmen nicht klappt.

Was könnten Sie sonst noch tun, damit sich der Alltagsstress rechtzeitig abbauen kann und somit Ihr Schlaf so tief und ungestört ist, wie er sein soll? Nun, zum Beispiel ein gesundes Maß an ausgleichender Bewegung. Ein paar Tipps dazu finden Sie im folgenden Abschnitt.

Bringen Sie regelmäßig Bewegung ins Spiel

Mit regelmäßiger Bewegung tragen Sie ergänzend zu Ihrem Keto-Speiseplan dazu bei, dass die Fettpolster rasch und sichtbar schmelzen. Jede Art der körperlichen Betätigung, die Sie kräftiger atmen lässt, ist ein Garant dafür, dass auch die Fettverbrennung angekurbelt wird. Denn Bewegung erhöht Ihren Energiebedarf, den der Körper dann abdeckt, indem er Fett abbaut. Dabei muss die körperliche oder sportliche Belastung gar nicht allzu intensiv sein. Wichtig ist, dass sie mindestens 30 Minuten dauert.

Spätestens jetzt in der Verstärkungsphase sind alle Ihre Kohlenhydratspeicher leer und Ihr Stoffwechsel ist voll auf Ketose eingestellt. Jedes Mal, wenn Sie Sport machen, wird Ihr Körper unmittelbar auf Ihre Fettdepots zugreifen, um die nötige Energie bereitzustellen, die Ihre Muskeln verlangen. Denn, nochmals zur Verdeutlichung: Ihre muskeleigenen Glykogenspeicher, auf die die Muskeln als erstes zugreifen würden, sind in der Ketose permanent leer – den Muskeln bleibt nur das Fett.

Routine ist Gold wert Falls Sie noch keine Sportroutine haben, dann legen Sie sich jetzt eine zu. Machen Sie die Form von Bewegung die Ihnen Freude bereitet – und das am besten 2- bis 3-mal pro Woche zu festen Zeiten. Das bedeutet, Sie marschieren flott, walken, joggen, fahren Fahrrad, schwimmen, rudern, skaten, tanzen, bewegen sich auf dem Stepper, gehen ins Studio zum Pilates oder Krafttraining … bestimmt gibt es eine Form der Bewegung, die Ihnen Spaß macht.

Einfach so nebenbei Überlegen Sie sich, welche Alltagswege Sie zu Fuß machen können. Den täglichen Einkauf beispielsweise. Oder den Weg zur Arbeit. Vielleicht können Sie Ihre Kinder auch zu Fuß zur Kita oder in die Schule bringen. Ihr Körper braucht täglich mindestens 5000 Schritte, um in Form zu bleiben. Ein Schrittzähler oder Fitnesstracker hilft Ihnen beim Messen und Erinnern. Oder fahren Sie gerne mit dem Rad? Bestimmt gibt es im gewohnten Wochenalltag Wege, für die ein Fahrrad bestens geeignet ist. Vielleicht der Weg zur Arbeit. Ein Besuch bei der Familie oder Freunden. Und vielleicht auch noch ein Ausflug am Wochenende. Pumpen Sie am besten heute noch die Reifen auf, dann kann es morgen schon losgehen! Ignorieren Sie ab sofort auch Aufzüge und Rolltreppen und gehen Sie täglich 10 Stockwerke zu Fuß. Freuen Sie sich über jede Treppe, die Ihnen hilft, Ihr Pensum zu erfüllen. Bei der Arbeit genauso wie beim Shoppen oder in der Bahnstation.

Wie es unseren Heldinnen geht

Laura: Vier volle Wochen Stufe 3!

Laura ist mega-stolz auf sich. Nach der Korrektur mit den Kalorien ging es dann richtig los mit dem Gewichtsverlust. Sie isst jetzt ganz konsequent nur bis zur Sättigung – und auch immer nur dann, wenn sie auch wirklich Hunger hat. Jetzt sind ganze 8 Kilo runter. Laura kann es noch gar nicht richtig fassen. Sie hatte gefürchtet, die Zeiten in denen ihr Stoffwechsel so etwas noch packen könnte, wären endgültig vorbei – so kann man sich irren! Lauras erstes Ziel ist erreicht – Zeit für Stufe 4.

Johanna

Johannas Gewicht ist stabil und sogar ihre Körperhaltung hat sich in kurzer Zeit schon verbessert. Und das kommt nicht nur davon, dass sie jetzt tatsächlich weniger Schmerzen hat und dadurch aufrechter geht. Ihr Bauch ist nicht mehr so stark vorgewölbt, und seit sie sich ketogen ernährt, ist ihre Verdauung viel weniger empfindlich. »Damit habe ich gar nicht gerechnet, ist aber doch ein weiterer angenehmer Nebeneffekt«, wie sie findet.

Stufe 4: Erhaltungszeit

Es ist nicht das Ziel, für immer ketogen zu essen. Im Gegenteil, gerade der Wechsel zwischen der A- und der B-Seite Ihres Stoffwechsels ist ein metabolisches Training, das Ihren Organismus auf lange Sicht fit, vital und vor allem auch sauber hält.

Deshalb lernen Sie in dieser letzten Stufe des Wunderleicht-Keto-Programms diesen flexiblen Wechsel zwischen Zucker- und Fettverbrennungsmodus souverän handzuhaben. Auf diese Weise können Sie ganz zwanglos Ihre persönlichen Gesundheitsziele weiterverfolgen oder Ihr neu gewonnenes Wunschgewicht auch langfristig halten – ohne wirklich auf etwas verzichten zu müssen.

Für die meisten Menschen ist das tatsächliche Integrieren einer neu erlernten Ernährungsweise in den persönlichen Lebensalltag die allergrößte Hürde. Wenn Sie es bis hierher geschafft haben, sind Sie nun schon mehrere Wochen konsequent und intensiv dabei, die Vorteile der Ketose für sich zu entdecken – herzlichen Glückwunsch zu diesem Erfolg! Es würde uns nicht überraschen, wenn Sie nun auch voll motiviert sind, diesen Schwung noch für eine Weile beizubehalten – weil Sie zum einen sehen, dass es funktioniert, zum anderen spüren, dass Ihrem Körper noch mehr davon richtig gut täte.

Kennen Sie das Gefühl, nach einer Diätkur nicht wirklich zu wissen, wie Sie jetzt am besten weitermachen? Sie wollen zwar schon dranbleiben, aber halt nicht ganz so streng. Einfach hin und wieder mal ein paar Ausnahmen machen dürfen. Aber Sie möchten auf gar keinen Fall wieder in Ihre alten Muster zurückfallen. Genau dafür haben wir die Stufe 4 unseres Keto-Programms entwickelt. Wir zeigen Ihnen jetzt, wie Sie Ihre neu gewonnenen Erfahrungen nachhaltig in Ihr Leben integrieren können.

Keto-Zyklen

Wir nennen diese flexible Stoffwechselmodulation – also den kontinuierlichen Wechsel zwischen Zucker- und Fettverbrennungsmodus – Keto-Zyklen. Je nach Ihren persönlichen Vorlieben und Zielsetzungen können diese Zyklen unterschiedlich lang sein.

Die kürzeste Form dabei ist der Keto-Wochen-Zyklus. Er setzt sich zusammen aus

- 5 Keto-Tagen mit den nun etwas gelockerten Kohlenhydrat-Regeln der Phase 4
- 1 Feiertag, an dem Sie Ihren Körper mit gesunden Kohlenhydraten verwöhnen
- 1 Fastentag, um Ihre Glykogenspeicher für die nächsten Keto-Tage wieder zu leeren

Die Zyklen lassen sich auch dehnen, zum Beispiel zu einem Keto-Monats-Zyklus, der dann so aussieht:

- 21 Keto-Tage
- 4 – 5 Feiertage
- 2 – 3 Fastentage, denn hier braucht es bereits wieder etwas länger, bis Ihre Kohlenhydratspeicher geleert sind und Sie in die nächste Keto-Phase starten können

Auf diese Weise wird eine längere Anwendung nicht belastend, sondern folgt einem Rhythmus, der, wie wir in den einleitenden Kapiteln erklärt haben, der Biologie unseres Körpers ja von jeher vertraut ist.

Diese Formen sind für Sie geeignet, wenn Sie zum Beispiel eine Möglichkeit suchen, wirklich langfristig an Ihrer Gewichtsabnahme oder auch an anderen Gesundheitszielen zu arbeiten. Sie gehen von Woche zu Woche oder von Monat zu Monat und nähern sich Ihrem Ziel, ohne in ein allzu starres Schema »eingesperrt« zu sein. Doch die Feiertage machen nicht nur Spaß, sie erfüllen auch noch einen gesundheitlichen Zweck.

Feiertage

Einige für den Körper wichtige Mikronährstoffe sind besonders in bestimmten kohlenhydratreichen Lebensmitteln vorhanden. An den Feiertagen geht es nun auch darum, Ihren Körper gezielt mit diesen hochwertigen Kohlenhydraten zu versorgen, um diese Vitalstoffe gut nachzufüllen. Gleichzeitig macht es Ihnen vermutlich auch Freude, das eine oder andere Lebensmittel wieder einmal zu genießen, welches Sie nun schon seit Wochen weggelassen haben.

Geeignet sind hier vor allem natürliche kohlenhydratreiche Lebensmittel wie Kartoffeln, Naturreis, Hirse, Quinoa, Buchweizen, Haferflocken, Amaranth, Mais, Rote Bete, Pastinake, Kürbis, Linsen, Erbsen, Bohnen – und natürlich Ihr Lieblingsobst!

Vermeiden Sie aber weiterhin raffinierten Zucker und Auszugsmehle an Ihren Feiertagen, denn damit würden Sie sich den Weg zurück in die Ketose unnötig erschweren. Welche Rezepte wir an Ihren Feiertagen empfehlen? Alle aus unseren übrigen Büchern zur Wunderleicht-Methode!

Die Einnahme von Bitterstoffen, Basenpulver und MCT-Öl können Sie auch an den Feiertagen beibehalten, sie unterstützen Ihren Körper unabhängig davon, wie viel Fett oder Kohlenhydrate Sie gerade essen.

Fastentage

Die Fastentage helfen Ihnen dabei, Ihre Zuckerspeicher nach den Feiertagen zu leeren und Fettdepots erst gar nicht wieder entstehen zu lassen. Der überschüssige Zucker aus dem Blut wird dadurch gleich wieder aufgebraucht – und Sie kommen schnurstracks zurück in die Ketose.

Nach einem einzelnen Feiertag genügt in der Regel ein Intervallfasten-Reset von 16 – 18 Stunden. Wenn Sie mehr als 2 Feiertage hintereinander einbauen, muss auch die Fastenphase verlängert werden. Nutzen Sie dann am besten unser Kurzzeitfasten mit einer Länge von 24 – 48 Stunden.

Keto-Zyklen: ideal für Frauen

Frauen kommen meist etwas schneller in die Ketose als Männer. Doch es gibt da noch eine Besonderheit, die Frauen unbedingt berücksichtigen sollten, wenn sie sich über längere Zeit ketogen ernähren möchten. Für die Produktion der weiblichen Sexualhormone sind hin und wieder, doch zumindest einmal pro Monat, etwas mehr Kohlenhydrate sehr hilf-

Wie geht es den beiden Freundinnen?

Laura startet mit den Keto-Zyklen

Gestern hat sie morgens wieder mal ihr selbstgebackenes Vollkornbrot gegessen und zu Mittag ein Kartoffelgericht. Wie empfohlen, hat sie danach ein Intervallfasten eingelegt und ist tatsächlich heute wieder in Ketose. »Einfach genial, dieses Programm hätte ich schon vor 10 Jahren gut brauchen können«, scherzt sie mit Johanna.

Seit über einem Jahr nutzt Laura die Vorteile der Ketose für sich

Und sie fühlt sich pudelwohl damit. Die ketogenen Gerichte mit viel Gemüse und wenig Kohlenhdyraten sind ihr inzwischen richtig ins Blut übergegangen. Auch wenn sie gerade keine strikte Ketophase hat, sehen ihre Mahlzeiten häufig so aus. Und der liebgewonnene Ketokaffee nach dem Internavallfasten, den kann sie sich aus Ihrem Alltag gar nicht mehr wegdenken. Sie fühlt sich damit topfit – und ihr Wohlfühlgewicht kann sie jetzt spielend halten. Das nächste Gesundheitsprojekt steht auch schon an: eine Leberreinigung. Das will sie jetzt gemeinsam mit ihrem Mann Julius durchziehen.

Auch Johanna hat ihren Weg gefunden

Für Johanna fühlt sich die Möglichkeit der Ketose wie ein Geschenk an: Nichts hat bisher ihre Gelenkschmerzen so nachhaltig verbessern können. Das Schönste ist für sie die Erfahrung, ihren Schmerzen nicht mehr hilflos ausgeliefert zu sein, sondern eigenständig aktiv gegensteuern zu können. Bereits 2-mal, im Frühjahr und im Herbst, hat sie für jeweils 8 Wochen ketogen gegessen und sich dabei an die Stufen des Wunderleicht-Programms gehalten. So spürbar ist jedesmal die Erleichterung ihrer Beschwerden, dass ihr die Umsetzung überhaupt nicht schwerfällt. Für sie ist völlig klar, spätestens nach den Weihnachtsfeiertagen im Januar und nach dem Sommerurlaub im September, wenn sich die Gelenke wieder leise zu melden beginnen, wird sie die nächsten Keto-Runden einlegen.
»Ich bin Dir so dankbar«, sagt sie zu Laura. »Ohne Dich hätte ich das niemals probiert.«

reich. Das ist auch der Grund, warum wir Frauen ganz speziell die Wunderleicht-Keto-Zyklen ans Herz legen. Dies gilt übrigens für Frauen jeden Alters, also auch noch nach der Menopause.

Ab hier mehr Kohlenhydrate

Mit dem Einstieg in die vierte Stufe des Wunderleicht-Keto-Programms haben Sie es geschafft, dass Ihr Körper die Ketose schon gut verankert hat. Als Belohnung können wir nun den Kohlenhydratanteil auf insgesamt 10% heben. Diese Toleranz ist in den allermeisten Fällen gut möglich. Wenn Sie sich die Kalorienberechnung lieber sparen möchten, kalkulieren Sie einfach mit 45 – 50 g Kohlenhydraten pro Tag,

Dieser Rahmen steht Ihnen ab sofort zur Verfügung. Sollte Ihr Metabolismus sensibel reagieren und Sie doch aus der Ketose herausgleiten, dann senken Sie den Anteil einfach wieder ein wenig ab, um im optimalen Bereich zu bleiben. Sie können Ihre persönliche Grenze auch weiter nach oben hin ausloten, indem Sie den Kohlenhydratanteil versuchsweise etwas erhöhen. Der Einsatz von MCT-Öl schenkt Ihnen hier einen gewissen Spielraum.

Stufe 4 ERHALTUNGSPHASE

DAUER	mind. 1 Woche, kann beliebig verlängert werden
ZIELSETZUNG	• flexibler Wechsel zwischen Zucker- und Fettverbrennungsmodus • Gesundheits- und Abnehmziele langfristig verfolgen • Integration des Erlernten in den Lebensalltag
ERNÄHRUNG	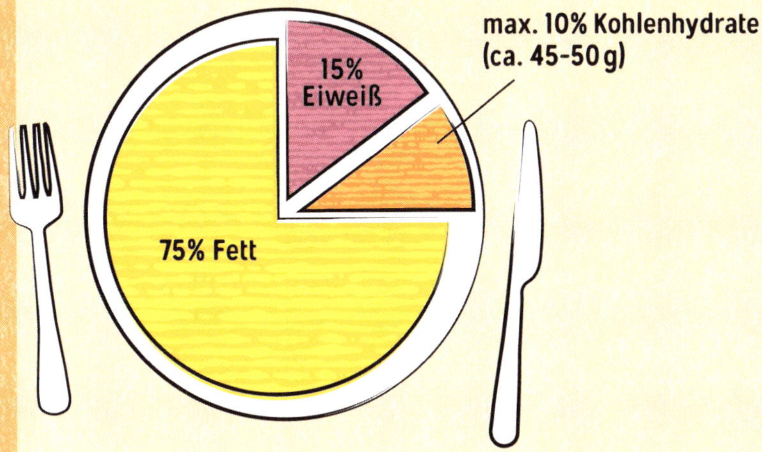
LEBERSTÄRKUNG	2-3x täglich 15-25 Tropfen Hepy-Bitter (vor den Mahlzeiten)
BASENAUSGLEICH	1x täglich 1 TL Base 5
KETOBESCHLEUNIGER	mind. 4 TL MCT-Öl täglich
ENTZÜNDUNGS-HEMMUNG	2 EL Leinöl täglich
BEWEGUNG	regelmäßiges Körpertraining, mind. 2x pro Woche

Kleine Maßnahmen, große Langzeitwirkungen

Die unterstützenden täglichen Routinen der letzten Wochen beizubehalten zahlt sich auch längerfristig aus:

- Zweimal täglich 25 Tropfen Dr. Wunder Hepy-Bitter – pur oder in etwas Wasser – vor den Mahlzeiten stärken Leber und Verdauung.
- Einmal täglich 1 TL Dr. Wunder Base 5 in Wasser gelöst, abends direkt vor dem Schlafengehen oder morgens 1 Stunde vor dem Essen schützen vor chronischer Übersäuerung.
- 4 TL MCT-Öl täglich helfen Ihnen dabei, eine höhere Keto-Toleranz für Kohlenhydrate aufzubauen
- 2 EL Leinöl täglich halten Ihren Omega-3-Fettsäurespiegel in Form.
- Apropos Form: Das mittlerweile gewohnte Körpertraining einfach weiter fortzuführen ist ebenfalls unsere Empfehlung.

Aktivieren Sie Ihre Selbstheilung

Wir begleiten in unserer Arbeit seit vielen Jahren Menschen auf ihrem Weg hin zu einem gut funktionierenden Stoffwechsel, mehr Energie und Lebensfreude. Die ketogene Ernährung ist dabei eines unserer therapeutischen Werkzeuge. Und mit unserem 4-stufigen Keto-Programm haben Sie bereits eine wichtige Komponente unserer Wunderleicht-Methode entdeckt und mittlerweile vielleicht sogar schon ausprobiert.

Das war aber noch lange nicht alles. Es gibt noch weitere Wunderleicht-Techniken, mit denen Sie Ihre Selbstheilungsprozesse zu Hause ohne großen Aufwand aktivieren, zellerneuerndes Anti-Aging nutzen, Ihre Gewebe entgiften und entsäuern – und damit überflüssige Pfunde schlussendlich beseitigen können. Zwei Methoden, die eine entscheidende Wende in Sachen Gesundheit herbeiführen können, sind das Wunderleicht-Fasten und die Wunderleicht-Leberreinigung.

Leberkraft ist Lebenskraft

Die Leber ist eine wahre Stoffwechselfabrik. Als größtes Organ unseres Körpers filtert sie täglich 2000 Liter Blut und erfüllt an die 500 Aufgaben im Körper. Und eine davon ist, wie Sie bereits wissen, unsere Ketonkörper zu produzieren. Ist die Leber in ihrer Funktion belastet, wird es auch mit der Produktion der Ketone vielleicht nicht so zügig vonstattengehen. Da macht es dann durchaus Sinn, wenn Sie Ihrer Leber mit unterstützenden Maßnahmen mal ein wenig auf die Sprünge helfen, um solch einen Engpass zu vermeiden.

Die Wunderleicht-Leberreinigung hilft Ihnen, Ihre Lebenskraft auf tiefgreifende Weise zu stärken. Schritt für Schritt setzen Sie Ihre Leberreinigung sicher und einfach zu Hause um. Detaillierte Erläuterungen und zahlreiche diätologisch erstellte Rezepte erleichtern es Ihnen, diese Kur durchzuführen. Und Sie werden überrascht sein, wie gut die Leberreinigung zu unserem heutigen Lebensstil passt.

Leber-Detox macht in Bezug auf ketogene Ernährung gleich in zweierlei Hinsicht Sinn. Denn mit einer starken Leber läuft die gesamte Verdauung und speziell die Fettverdauung einfach besser ab, was bei einem hohen Fettanteil im Essen sehr hilfreich ist. Sollte der Wechsel in die Ketose bei Ihnen nur sehr schleppend gelingen, dann wäre eine Leberreinigung eine gute Idee.

Das Resetprogramm für Ihren Körperneustart

Impulse zum Intervallfasten und zum Kurzzeitfasten (24 – 48 Stunden) haben wir Ihnen in diesem Buch bereits an mehreren Stellen gegeben. Wir hoffen sehr, Sie damit inspiriert zu haben, dem Fasten eine Chance zu geben, denn wir wissen aus Jahrzehnten medizinischer Praxis ganz genau, welch immenses Heilpotenzial es hat.

Fasten ist nicht gleich Heilfasten
Heilfasten ist viel mehr als bloß das Essen wegzulassen. Es geht darum, Selbstheilungs-, Entsäuerungs- und Entgiftungsprozesse möglichst effektiv und dennoch sanft in Bewegung zu bringen. Mit dem Wunderleicht-Fasten gelingt Ihnen dies auf Anhieb. Im gleichnamigen Buch leiten wir 3 Fastenformen detailliert an: Intervallfasten, Kurzzeitfasten und ein intensives 1-wöchiges Heilfasten. Sie erfahren dabei auch im Detail, was Sie mit welcher Methode erreichen können und wie Sie diese am besten umsetzen.

Keto in der Aufbauzeit Sollten Sie den großen Wunderleicht-Heilfasten-Reset bereits kennen, dann teilen wir hier noch eine zusätzliche Möglichkeit mit Ihnen. Vielleicht haben Sie selbst schon daran gedacht: Sie können das Keto-Programm – als alternative Aufbauzeit – direkt an Ihre 7-tägige intensive Fastenphase anbinden. Da Sie durch das Heilfasten ja bereits tief in der Ketose verankert sind, lassen sich die Keto-Stufen sogar abkürzen: Sie starten dann gleich mit Stufe 3, der Verstärkungsphase.

Nahrungsmittel mit Suchtpotenzial, um die Sie besser einen Bogen machen

Amerikanische Studien ergaben eine Liste an Nahrungsmitteln mit maximalem Suchtpotenzial. Diese Nahrungsmittel enthalten Substanzen, die bei uns im Gehirn an verschiedenen molekularen Bindestellen oder Rezeptoren andocken. Sie lösen in uns Emotionen und damit auch Verhaltensweisen aus, die wir nicht mehr kontrollieren können – ähnlich, wie es auch süchtig machende Drogen tun. Hier die Top-10 der »Lebensmitteldrogen«:

- Milchschokolade
- Eiscreme
- Pommes frites
- Pizza
- Kekse
- Chips
- Kuchen
- Popcorn
- Cheeseburger
- Muffins

Falls Sie auf dieser Liste den einen oder anderen Eintrag finden, bei dem Sie regelmäßig schwach werden, dann machen Sie beim Keto-Zyklen besser einen großen Bogen drum herum!

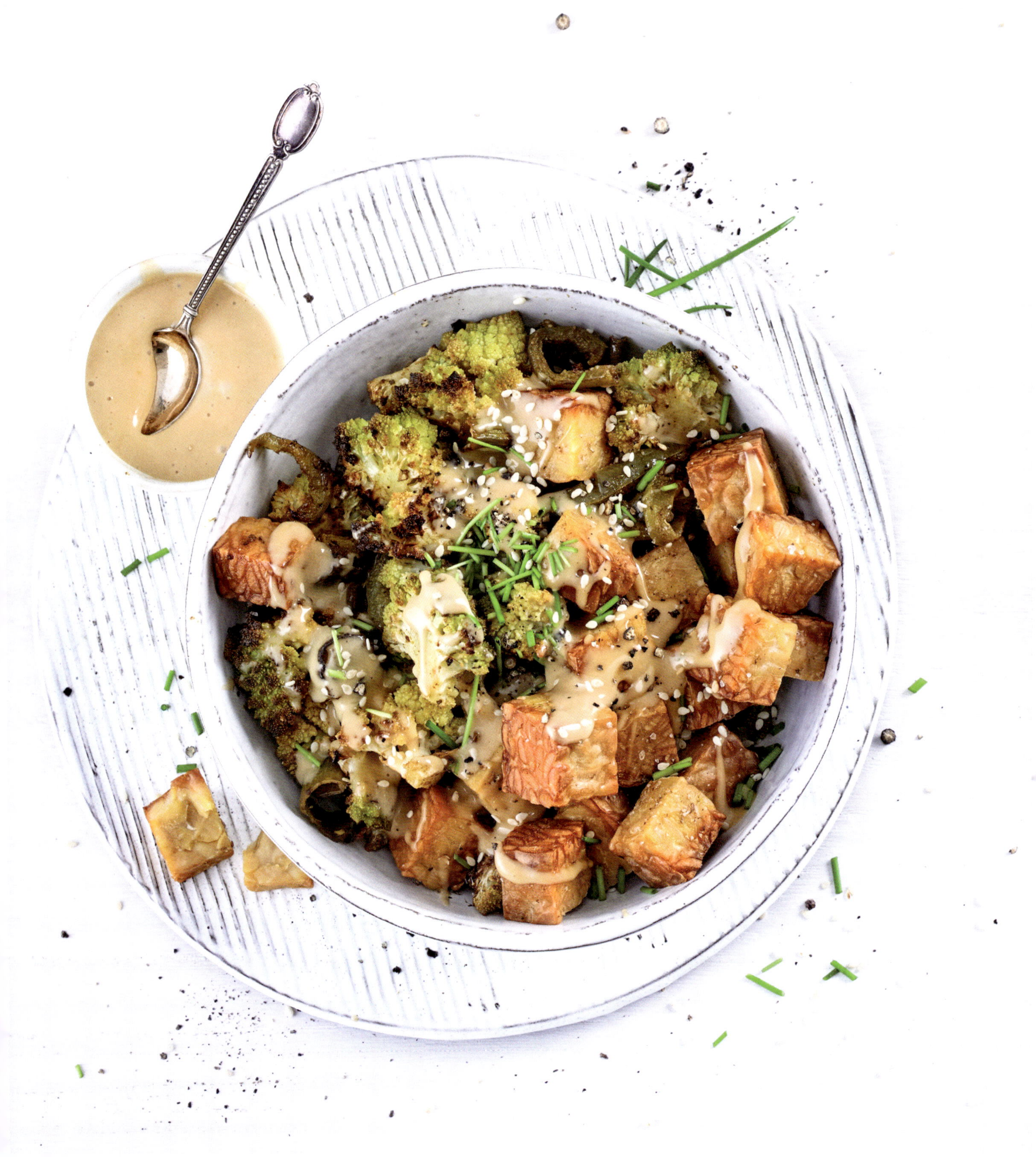

Wunderleichte Keto-Rezepte

Satt essen!

Ein ganz wichtiger Punkt gleich vorweg: Essen Sie sich zu den Hauptmahlzeiten wirklich satt und vermeiden Sie möglichst Zwischenmahlzeiten. 3 Mahlzeiten pro Tag oder 2 Mahlzeiten und ein Keto-Snack sind für die allermeisten mehr als genug.

Weil Sie durch das weitgehende Weglassen der Kohlenhydrate nun nicht mehr mit der Insulin-Achterbahn (S. 16) leben, werden Sie bald wieder besser spüren, wann Sie wirklich hungrig sind. Dies wird seltener der Fall sein, als Sie es bisher gewohnt waren.

Tasten Sie sich mit den im Buch enthaltenen Rezepten nach und nach an die Nahrungsmengen heran, die Ihnen guttun und auch dabei helfen, Ihrem Wunschgewicht näherzukommen.

Bei den Rezepten in diesem Buch finden Sie jeweils Angaben zu den enthaltenen Mengen an Fett, Eiweiß und Kohlenhydraten. Unsere Angaben sind für eine Person mit 65 – 70 kg Körpergewicht ausgelegt. Sie können die Gesamtmengen, abhängig vor Ihrem Körper- bzw. Zielgewicht, individuell anpassen.

Möchten Sie Ihr Gewicht reduzieren, nehmen Sie einfach weniger vom Fettanteil, alles andere bleibt für Sie gleich.

Lassen Sie sich überraschen! Es ist nicht ungewöhnlich, dass Sie nun ketogen mehr Gesamtkalorien als vorher essen können – und dennoch abnehmen. Das wird dann möglich, wenn Ihr Stoffwechsel durch vorangegangene Diäten bereits im Sparmodus war. Durch die Umstellung pendelt sich Ihr täglicher Grundumsatz wieder auf ein höheres Maß ein.

Lassen Sie sich von Ihrem Keto-Programm auch nicht abbringen, nur weil Sie öfter mal eine Mahlzeit auswärts einnehmen. Einem Restaurantbesuch steht mit dem Wissen, das Sie sich in diesem Buch erworben haben, nichts im Wege. Sie dürfen, klug gewählt, ohne weiteres genießen!

In der nachfolgenden Tabelle finden Sie auf einen Blick den Kohlenhydrat-, Fett-, Eiweiß- und Kaloriengehalt der in diesem Buch vorgestellten Gerichte chronologisch aufgelistet.

So viel Fett, Kohlenhydrate (KH), Eiweiß und Energie (kcal) enthalten die Rezepte

Name des Rezepts	Seitenzahl	Fett in g pro Portion	KH in g pro Portion	Eiweiß in g pro Portion	kcal pro Portion
Frühstück					
Gute-Laune-Wrap	S. 74	35,2	7,1	18,7	421
Herzhafte Frühstücksmuffins	S. 74	37,8	3,0	19,9	433
Kokos-Himbeer-Porridge	S. 75	43,5	11,8	9,8	490
Fluffige Keto-Pancakes	S. 75	23,8	3,1	19,9	304
Frischsaatenbrei mit Brombeeren	S. 75	35,8	7,4	14,7	436
Chiapudding mit Heidelbeeren	S. 76	32,1	7,9	7,1	370
Erdbeer-Mohn-Joghurt	S. 76	34,5	4,6	17,8	417
Gemüse-Bärlauch-Canapés	S. 76	38,3	5,7	7,8	398
Grüner Erdbeer-Smoothie	S. 79	35,5	9,2	9,0	411
Leberkraft-Smoothie	S. 79	34,7	11,3	2,3	380
Sonniger Papaya-Smoothie	S. 79	32,6	11,8	6,8	375
Käse-Cracker mit kroatischem Paprika-Dip	S. 80	36,9	8,5	13,3	421
Schokoladiges Keto-Granola	S. 81	28,7	3,8	6,8	301
Französisches Mangold-Pilz-Omelette	S. 81	39,1	2,9	22,4	451
Mittagessen					
Bunte Feta-Artischocken-Päckchen	S. 84	45,1	3,3	19,4	510
Knusprige Chicken-Nuggets auf Selleriepüree	S. 84	63,1	6,8	36,2	718
Göttliche Shakti-Bowl	S. 85	47,1	22,1	21,8	604
Sommerliche Gemüsepfanne	S. 86	46,4	11,5	18,6	560
Herrliches Shakshuka	S. 86	47,6	6,9	18,0	530
Spinat-Pecorino-Bällchen mit Salbeibutter	S. 89	51,9	4,6	28,5	610
(Feurige) Salami-Pizza	S. 89	57,0	17,2	36,8	777
Kohlrabi-Tortilla mit Avocadofilets	S. 90	53,3	11,9	21,4	613
Sardellen-Zucchini-Taler mit Zaziki	S. 91	54,7	10,9	20,9	622
Keto-Burger mit Pilz-Patty, Zitronenpesto und Sellerie-Fritten	S. 92	79,9	19,3	27,9	942
Weißer Ofenspargel mit aufgesetztem Karpfenfilet	S. 94	44,2	6,2	25,1	535
Sizilianisches Basilikum-Hähnchen	S. 94	43,0	6,1	30,0	534
Scharfer Romanesco mit Tamari-Tahin und Tempeh	S. 95	45,3	12,9	23,9	558

Name des Rezepts	Seitenzahl	Fett in g pro Portion	KH in g pro Portion	Eiweiß in g pro Portion	kcal pro Portion
Saftiges Keto-Reisfleisch	S. 95	46,6	8,5	27,5	577
Lachs-Mangold-Lasagne	S. 97	56,7	6,9	35,9	681
Beluga-Wirsing-Päckchen mit Safranpüree	S. 97	40,0	22,6	18,9	567
Keto-Blinis mit grünem Brat-Spargel und Dill-Zitronen-Creme	S. 98	60,0	20,4	31,7	772
Herbstliches Gemüse-Curry mit Konjac-Reis und Tofu	S. 99	52,5	13,4	17,1	602
Tofu-Gemüse-Spieße mit Rosmarindip	S. 100	48,9	6,2	14,0	523
Griechisches Ofengemüse mit Halloumi	S. 100	55,9	10,4	24,2	643
Auberginen-Caponata mit Mandel-Cremepolenta	S. 102	49,8	16,9	17,7	604
Rotkohl mit Tempeh und falschen Kartoffeln	S. 103	47,3	19,5	24,9	639
Radicchio-Filets mit gebratenem Ziegenkäse	S. 105	58,6	6,8	28,7	665
Tofu in Sesamkruste mit Kokos-Karotten-Stampf	S. 105	60,2	14,9	21,8	693
Zweierlei Brokkoli mit Chili-Limetten-Steak	S. 106	54,6	7,3	30,4	647
Wiener Eierschwammerl-Gulasch mit Muffinknödel	S. 107	45,9	7,8	30,1	587
Abendessen					
Feine Waldpilz-Suppe	S. 110	30,8	6,8	3,0	340
Indische Blumenkohlsuppe	S. 110	30,1	14,5	12,8	391
Gespickte Fächerzucchini	S. 111	45,6	9,5	16,3	514
Sellerie-Pommes mit Mojo rojo	S. 111	50,7	4,0	6,9	502
Sommerlich frische Gazpacho	S. 112	28,6	8,6	6,7	316
Urige Kürbiskern-Rösti	S. 112	52,4	9,5	24,2	607
Avocado mit Tandoori-Kichererbsen	S. 115	35,6	15,6	9,4	421
Herzhaft mariniertes Sommergemüse	S. 115	20,8	11,9	8,1	268
Rosenkohlsuppe mit Pecorino-Bällchen	S. 116	55,3	8,6	17,9	610
Mediterrane Fischsuppe	S. 116	22,1	5,1	16,8	312
Frischer Feta-Spinat mit Spiegelei	S. 118	36,3	3,1	21,5	427
Orientalischer Röstblumenkohl	S. 118	29,9	4,9	4,1	308
Spanische Knoblauchgarnelen	S. 119	44,1	1,2	18,9	473
Power-Bratlinge	S. 119	38,0	7,0	19,5	439
Zucchini-Schnitten mit Meerrettich-Creme	S. 121	48,3	8,0	27,0	592
Vielseitige Wirsing-Wraps	S. 121	37,7	3,8	10,3	395

Name des Rezepts	Seitenzahl	Fett in g pro Portion	KH in g pro Portion	Eiweiß in g pro Portion	kcal pro Portion
Salat					
Bunter Schichtsalat mit Kernöl-Dressing	S. 124	39,0	8,1	8,0	426
Radieschen-Spinat-Salat mit Ei	S. 124	27,1	7,5	8,3	312
Caesar-Salad	S. 126	66,6	6,5	39,5	788
Griechischer Bauernsalat	S. 126	57,0	8,5	20,5	627
Chinakohl-Tuna-Salat	S. 127	48,2	8,4	29,7	490
Tempeh-Salat mit Erdnussdressing	S. 127	39,4	11,9	25,5	506
Desserts					
Papaya-Kokos-Panna-Cotta	S. 130	23,1	8,8	2,9	255
Beeriger Schokoladenkuchen	S. 130	22,0	6,9	8,5	264
Legendärer Cheesecake	S. 131	25,8	4,5	18,9	334
Avocado-Mousse-au-Chocolat	S. 132	26,1	1,4	3,6	256
Rum-Kokos-Wonnekugeln	S. 132	12,4	1,4	1,3	126
Frozen Yogurt mit Heidelbeeren	S. 132	31,5	6,2	12,1	372
Getränke					
Keto-Kaffee	S. 136	28,3	0,1	0,1	255
Keto-Matcha-Latte	S. 136	27,8	1,0	3,2	270
Keto-Kakao	S. 137	32,4	1,1	2,0	302
Blaubeer-Minze-Shake	S. 137	34,5	7,7	10,6	386
Zitronen-Vanille-Shake	S. 137	35,8	8,5	12,0	416
Brote und Aufstriche					
Italienisches Landbrot	S. 140	6,9	1,0	3,4	76
Karotten-Körndl-Brot	S. 140	9,2	2,3	5,3	108
Keto-Brötchen	S. 141	8,8	3,2	5,7	119
Mexikanische Guacamole	S. 141	14,5	0,9	1,0	138
Herrliches Baba Ganoush	S. 142	10,7	3,6	2,1	120
Erdbeer-Marmelade	S. 142	0,2	2,1	0,3	13
Für-die-Leber-Aufstrich	S. 143	11,8	1,5	1,3	144
Pinker Meerrettich-Aufstrich	S. 143	17,4	6,2	5,4	203
Schoko-Nougat-Creme	S. 143	18,3	0,7	2,1	176

FRÜHSTÜCK

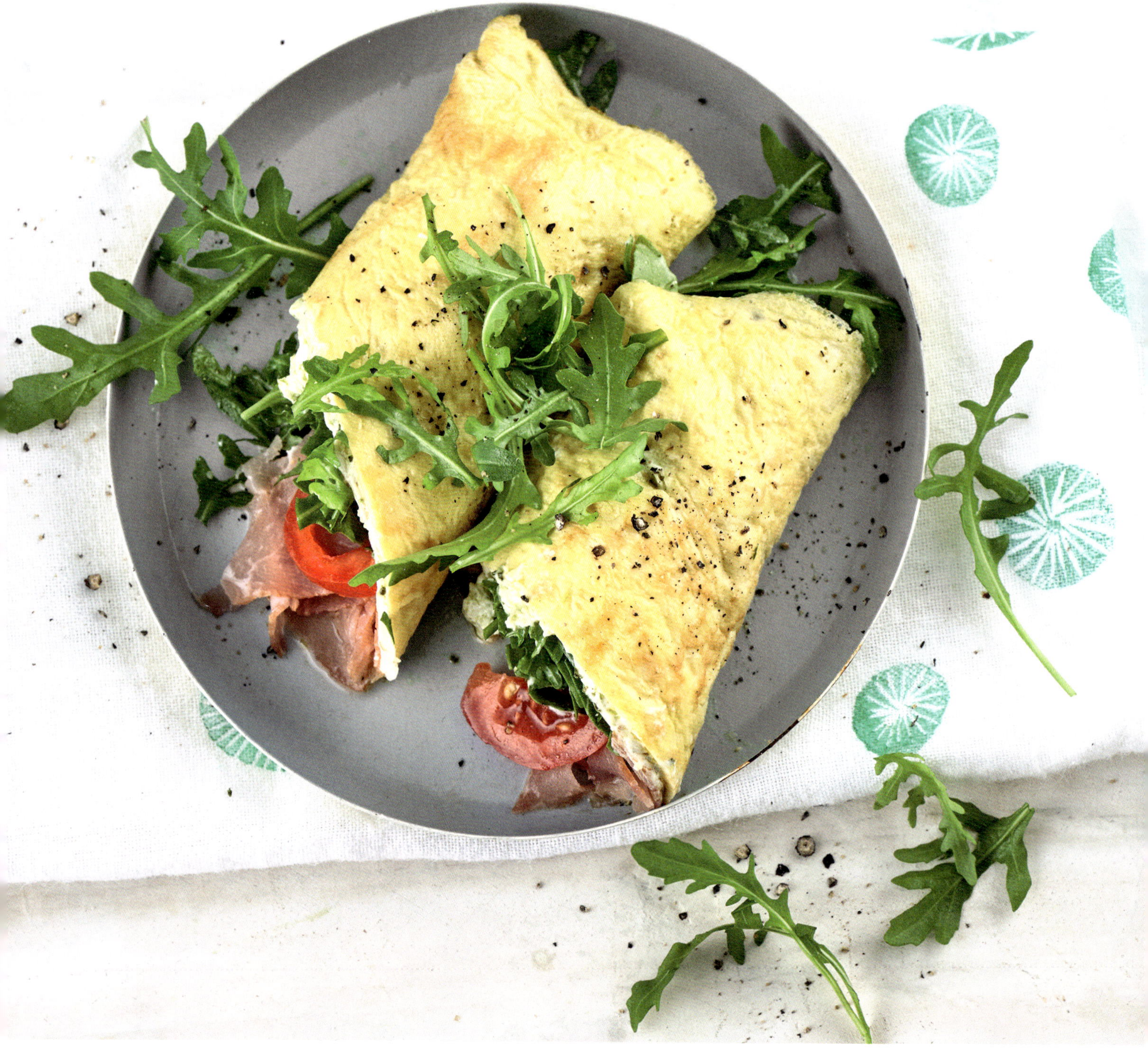

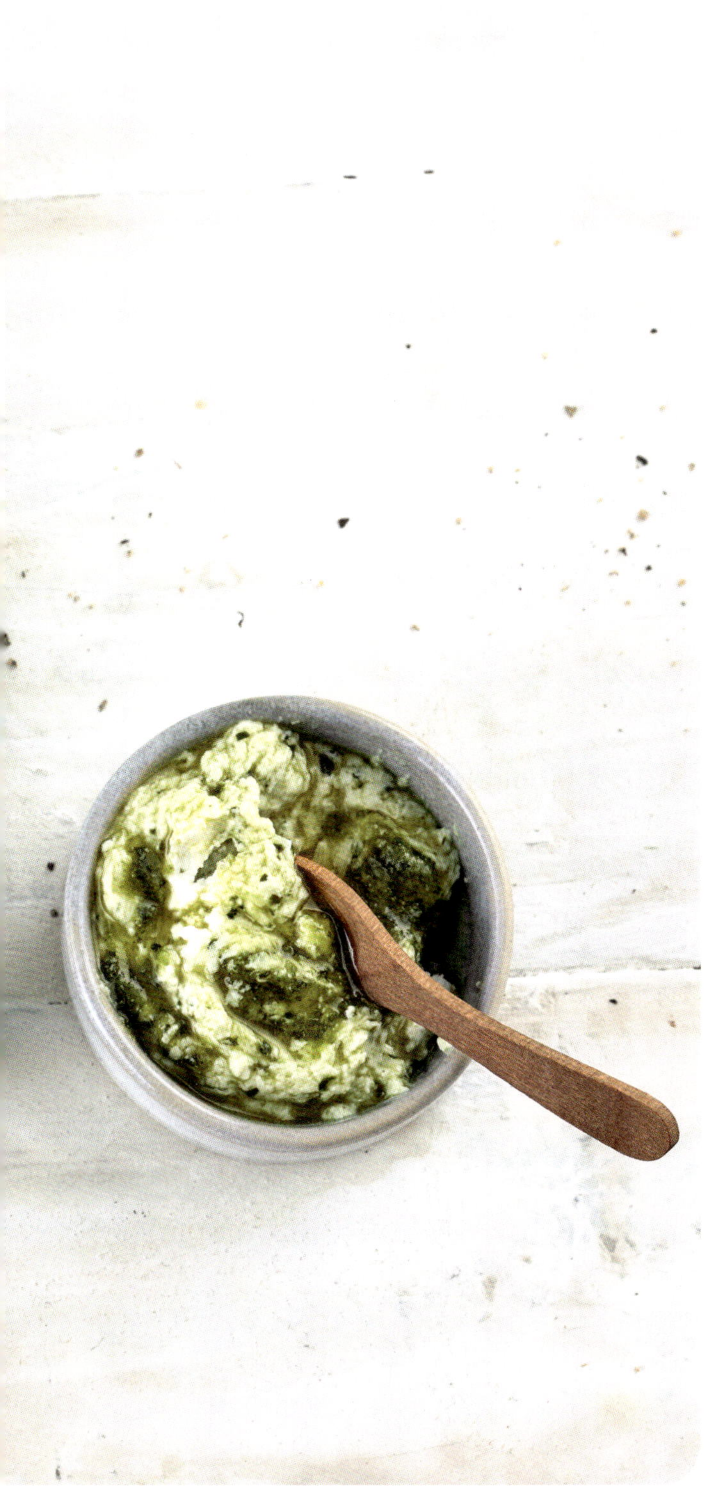

Das Frühstück soll Ihnen dabei helfen, energievoll in den Tag zu starten und Sie ohne vorzeitigen Hunger bis zur nächsten Mahlzeit bringen. Sie finden unter den Rezepten eine große Auswahl an unterschiedlichsten Frühstücksmöglichkeiten – sowohl süß als auch herzhaft. Als schnelles Frühstück stellen wir Ihnen auch ein paar ketogene Smoothie-Varianten vor. Sie können Ihr persönliches Spektrum aber durchaus mit Rezepten für Abendessen und Brote & Aufstriche noch erweitern.

Essen Sie, was Sie davon anspricht – und vor allem, was Ihr Bauch auch gut verträgt. Die Rezeptvielfalt bedeutet nicht, dass Sie jeden Tag ein neues Frühstück ausprobieren sollten. Wiederholen Sie also gerne jene Rezepte, die für Sie gut funktionieren und die Ihnen auch schmecken. Falls Sie kein großer Frühstücker sind, werden Ihnen vielleicht die kalorienmäßig leichteren Keto-Getränke gefallen.

Ist Ihre Zielsetzung Gewichtsreduktion? Wenn Sie zu Ihren sonst gewohnten Essenszeiten keinen Hunger verspüren, dann lassen Sie die Mahlzeit am besten ausfallen oder essen sie später. Damit verlängern Sie Ihre Essenspause und Ihr Körper ernährt sich von seinen Reserven. Finden Sie auch heraus, wie weit Sie die Fettmengen (Öle, Nüsse & Samen, Nussmuse) in den Rezepten reduzieren können, ohne an Sättigung einzubüßen. Erinnern Sie sich: Nur wenn Sie im Energiedefizit sind, Ihr Körper also mehr verbraucht, als Sie ihm täglich zuführen, wird er auf die hartnäckigen und lästigen Fettpölster zugreifen, um die Differenz auszugleichen.

« Gute-Laune-Wrap, S. 74

Gute-Laune-Wrap

Für 1 Portion • 15 Min.

1 Ei • 1 TL Olivenöl • Natursalz • schwarzer Pfeffer • 1 TL Kokosöl • 1 Handvoll Rucola (40 g) • 1 Tomate (100 g) • 50 g Ziegen- oder Schafgervais • 1 EL Leinöl • 1 EL Basilikumpesto • 2 Streifen Rohschinken

- Das Ei mit Olivenöl und Wasser gründlich verquirlen und mit Salz und Pfeffer würzen. Kokosöl in einer Pfanne erhitzen, die Eimasse hineingeben und durch Schwenken gleichmäßig verteilen. Das Omelett bei mittlerer Hitze 1 Minute stocken lassen, dann wenden, 1 weitere Minute braten und anschließend abkühlen lassen.

- Den Rucola kalt abbrausen, trockenschütteln und die groben Stiele entfernen. Die Tomate vom Stielansatz befreien und dann in 4 mm feine Scheiben schneiden. Den Gervais mit Leinöl und Pesto verrühren.

- Das fertige Omelett mit Pesto-Frischkäse bestreichen und den Rohschinken auflegen. Dann die Tomatenscheiben und zuletzt den Rucola darauf verteilen und das Omelett zum Wrap einrollen.

- Schräg halbiert auf einem flachen Teller anrichten und mit ein paar Rucolablättern vollenden. Den übrigen Pesto-Frischkäse in einem Schälchen zusammen mit dem Wrap servieren.

Nährwerte

F 35,2 g • KH 7,1 g • EW 18,7 g • 421 kcal

Herzhafte Frühstücksmuffins

Für 1 Portion • 15 Min. + 15 Min. Backzeit

4 Cocktail-Tomaten • ¼ Stange Lauch (15 g) • 2 – 3 Blätter frischer Spinat (5 g) • 25 g Feta • 2 Eier • 2 EL Kokosöl (20 g) • 1 TL Flohsamenschalen (3 g) • Natursalz • schwarzer Pfeffer • 2 EL Wasser (25 ml) • frischer Schnittlauch • außerdem: 1 Muffin-Backform

- Den Backofen auf 175 °C vorheizen. 2 Mulden der Muffin-Backform gut mit Kokosöl einfetten.

- Die Cocktail-Tomaten je nach Größe halbieren oder vierteln. Den Lauch der Länge nach halbieren und in dünne Scheiben schneiden. Beim Spinat die groben Stiele entfernen und die Blätter in Streifen schneiden. Das vorbereitete Gemüse gleichmäßig auf die 2 Mulden verteilen und etwas Feta darüber zerbröseln.

- Eier in einer Schüssel aufschlagen und Kokosöl, Flohsamenschalen, etwas Salz, Pfeffer und Wasser hinzufügen und alles gründlich verquirlen. Anschließend die Eimasse gleichmäßig in alle 2 Mulden gießen (etwa zu drei Viertel voll) und für 15 Minuten in den Backofen stellen.

- Den Schnittlauch kalt abbrausen, trocken abschütteln und in Röllchen schneiden. Zum Herauslösen der Muffins aus den Formen mit einem Messer an den Rändern entlangfahren und erst dann herausstürzen. Auf einem Teller anrichten und mit dem Schnittlauch vollenden.

Tipp Kann auch als Rührei oder Omelette zubereitet werden.

Nährwerte

F 37,8 g • KH 3,0 g • EW 19,9 g • 433 kcal

Kokos-Himbeer-Porridge

Für 1 Portion • 10 Min.

2 EL Kokosflakes oder -raspeln (12 g) • 1 TL Sesam (5 g) • 125 ml Kokosmilch • 1 Prise Natursalz • 1 Msp. gemahlene Vanille • 1 EL Kokosmehl (15 g) • 1 EL Chiasamen (10 g) • 1 Handvoll Himbeeren (75 g) • 1 TL MCT-Öl (5 g) • optional: 1 TL Gewürzblüten

- Kokosflakes zusammen mit dem Sesam in einer Pfanne (ohne Fett) bei mittlerer Hitze erwärmen, bis sich ein angenehmer Duft ausbreitet. Mit der Kokosmilch ablöschen, unter Rühren kurz aufkochen und etwas gemahlene Vanille und eine Prise Salz unterrühren.

- Nun das Kokosmehl, die Chiasamen und die Himbeeren dazugeben und beständig rühren, bis der Porridge schön eindickt und cremig wird. Bei Bedarf etwas Wasser zugeben.

- Den Porridge vom Herd nehmen und das Ketoöl einrühren. In einer hübschen Schale anrichten und auf Wunsch mit Gewürzblüten vollenden.

Nährwerte
F 43,5 g • KH 11,8 g • EW 9,8 g • 490 kcal

Fluffige Keto-Pancakes

Für 1 Portion • 15 Min.

1 Ei • 1 EL Wasser (15 ml) • 30 g Schaf- oder Ziegenfrischkäse • 2 EL Mandelmehl (15 g) • 1 TL Flohsamenschalen (3 g) • ½ TL Weinsteinbackpulver (2 g) • 1 Prise Natursalz • 1 Msp. gemahlene Vanilleschote • 2 EL Kokosöl oder Butter(schmalz) zum Braten (25 g)

- Alle Zutaten in den Mixbehälter geben. Am besten mit Eiern, Wasser und Frischkäse beginnen, damit die trockenen Zutaten nicht am Boden kleben bleiben und mit Stabmixer oder Blender glatt pürieren. Danach den Teig 2 Minuten ruhen lassen.

- Kokosöl in einer Pfanne erhitzen und für jeden Pfannkuchen 3–4 EL Teig in die Pfanne geben. Sobald sich kleine Bläschen bilden, umdrehen und weiterbraten, bis der Pfannkuchen auf jeder Seite schön gebräunt ist. Fortfahren, bis der gesamte Pfannkuchenteig aufgebraucht ist.

Tipp Nach Belieben kann man 1 Handvoll Beeren unter den Teig heben und mitbraten.

Nährwerte
F 23,8 g • KH 3,1 g • EW 19,9 g • 304 kcal

Frischsaatenbrei mit Brombeeren

Für 1 Portion • 10 Min. + Stehzeit

1 EL Pekannüsse (15 g) • 1 EL Leinsamen, geschrotet (10 g) • 1 EL geschälte Hanfsamen (10 g) • 60 ml Wasser • 125 ml Mandeljoghurt, natur • 1 Prise gemahlene Vanilleschote • 75 g frische Brombeeren • 1 EL Mandelblättchen (10 g) • 1 EL Leinöl

- Die Pekannüsse mit dem Messer grob hacken und mit Leinsamen und Hanfsamen in eine Schale geben. Am Vorabend für den Grundansatz mit Wasser verrühren und abgedeckt über Nacht quellen lassen.

- Am nächsten Morgen Mandeljoghurt und Vanille unter den Grundansatz mischen. Brombeeren mit einer Gabel zerdrücken und einrühren. In einer Schale anrichten und mit Leinöl und Mandelblättchen vollenden.

Tipp Eignet sich hervorragend für unterwegs – einfach alle Zutaten zusammen mit Wasser am Abend in einem verschraubaren Glas ansetzen. Am Morgen dann in die Tasche packen und mitnehmen.

Nährwerte
F 35,8 g • KH 7,4 g • EW 14,6 g • 436 kcal

Chiapudding mit Heidelbeeren

Für 1 Portion • 5 Min. + Stehzeit

2 – 3 EL Chiasamen (25 g) • 80 ml Kokosmilch • 80 ml Kokos- oder Mandeldrink, natur • 60 g Heidelbeeren, frisch oder tiefgekühlt • 1 Msp. gemahlene Vanille • Natursalz • optional: ½ TL Ketosüß (Bio-Erythrit) • 1 EL wilde Pekannüsse (10 g) • außerdem: Einweckglas

- Alle Zutaten in ein passendes Einweckglas füllen und gründlich vermischen. Bei Bedarf etwas Ketosüß zu feinem Pulver vermahlen und unterrühren.

- Das Glas verschließen und über Nacht stehen lassen – in der Sommerzeit besser in den Kühlschrank stellen.

- Am Morgen mit ein paar gehackten Pekannüssen vollenden, an den Tisch setzen und in Ruhe genießen – oder einpacken und zur Arbeit mitnehmen.

Nährwerte
F 32,1 g • KH 7,9 g • EW 7,1 g • 370 kcal

Erdbeer-Mohn-Joghurt

Für 1 Portion • 10 Min. + Stehzeit

1 EL Mandelblättchen • 1 EL Hanfsamen, geschält • 1 EL Leinsamen, geschrotet • 1 EL Kokosflocken • 1 Msp. gemahlene Vanille • 1 TL gemahlener Mohn • 150 g Mandeljoghurt, natur • 1 EL weißes Mandelmus • 1 EL weißes Mandelmus • 1 Handvoll frische Erdbeeren (50 g) • 1 EL Soja- oder Mandelschlagrahm

- Mandelblättchen und Hanfsamen in einer Pfanne ohne Fett goldbraun rösten und abkühlen lassen. Zusammen mit Leinsamen, Kokosflocken, Vanille und gemahlenem Mohn in eine Schale geben und gründlich vermischen.

- Mandeljoghurt und weißes Mandelmus einrühren. Die Erdbeeren je nach Größe halbieren oder vierteln und darübergeben.

- Mit etwas Soja- oder Mandelschlagrahm vollenden.

Nährwerte
F 34,5 g • KH 4,6 g • EW 17,8 g • 417 kcal

Gemüse-Bärlauch-Canapés

Für 1 Portion • 15 Min.

60 g rohes Gemüse nach Belieben: (große) Radieschen, Zucchini, Kohlrabi oder Salatgurke • 100 g Schaf- oder Ziegengervais • 3 EL Leinöl • 1 TL Kräutersalz • ½ TL Kurkuma • schwarzer Pfeffer • Natursalz • ¼ Bund frischer Bärlauch (15 g) • 1 – 2 TL Sesam

- Die Radieschen (oder anderes rohes Gemüse) in 5 mm dicke Scheiben schneiden. Den Bärlauch kalt abbrausen, trockenschütteln, die groben Stiele entfernen und fein hacken.

- Den Gervais mit dem Leinöl und den Gewürzen gut vermischen und den geschnittenen Bärlauch unterheben.

- Die Frischkäsemasse mit einem Teelöffel auf die Radieschen-Scheiben setzen, auf einem Teller anrichten und mit etwas Sesam vollenden.

Nährwerte
F 38,3 g • KH 5,7 g • EW 7,8 g • 398 kcal

» Chiapudding mit Heidelbeeren

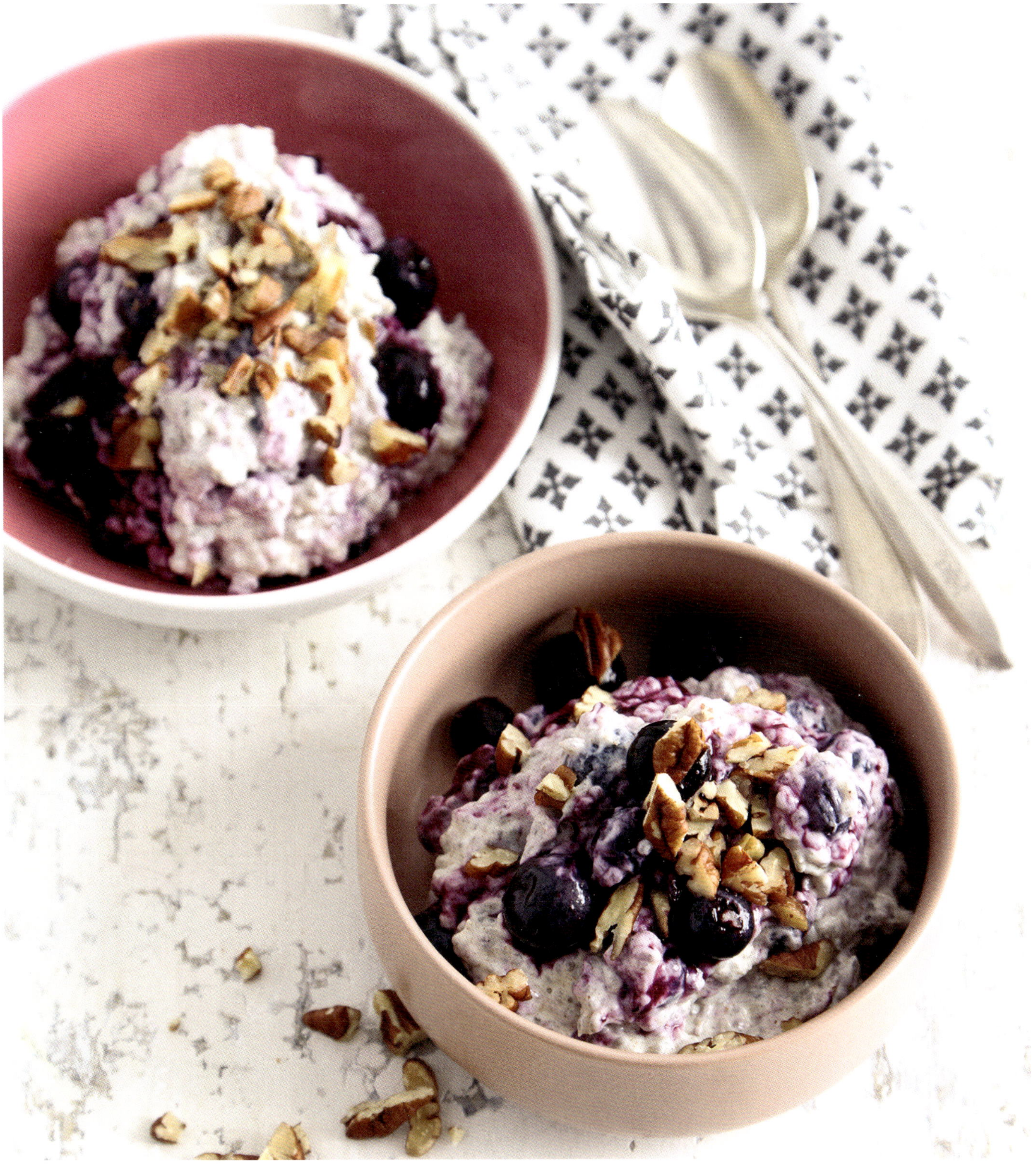

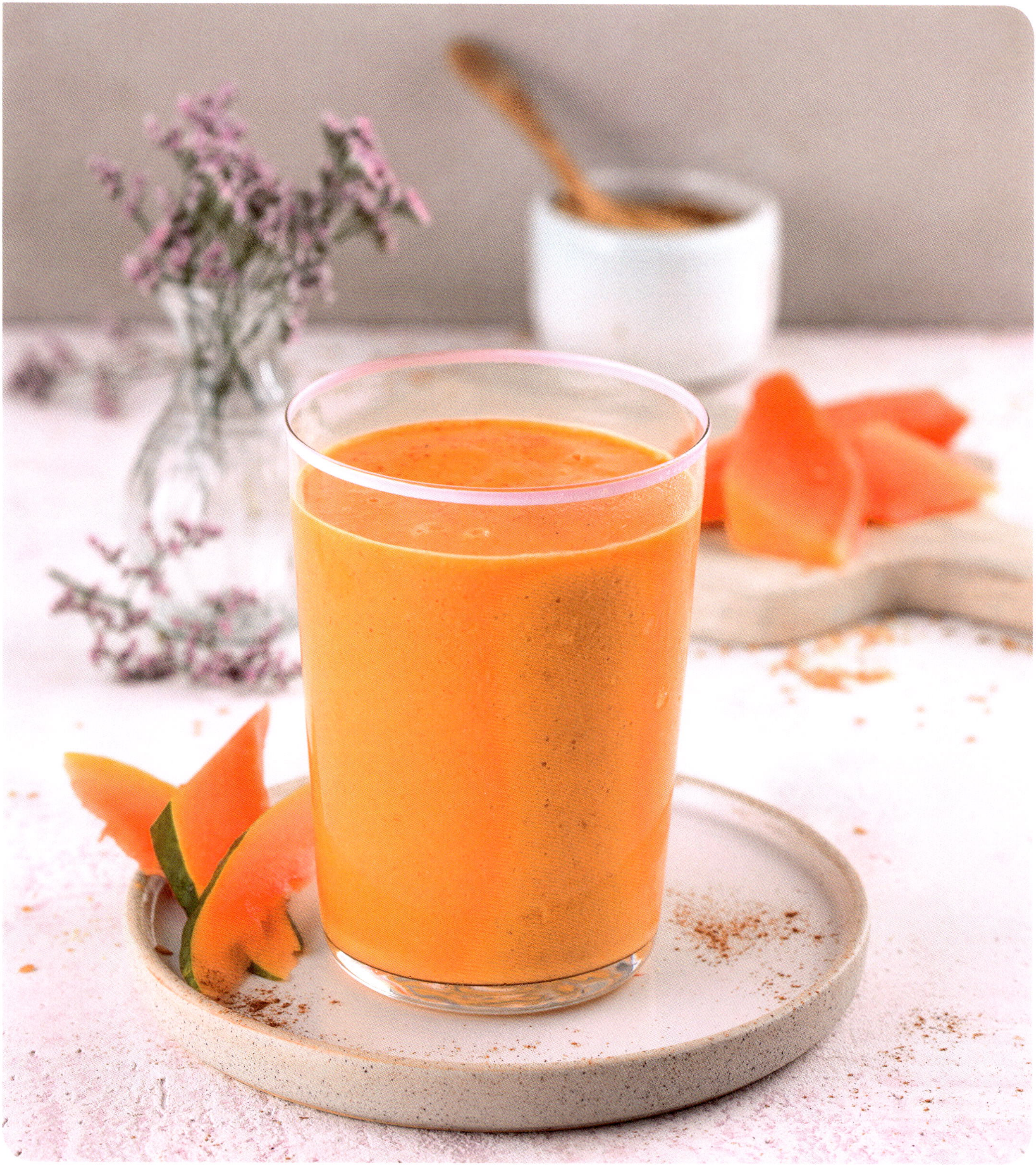

Grüner Erdbeer-Smoothie

Für 1 Portion • 5 Min.

2 Handvoll Spinat (80 g) • 100 g frische oder gefrorene Erdbeeren • ½ Avocado (60 g) • ½ Zitrone • 1 EL Chiasamen (8 g) • 250 ml Wasser • 1 EL weißes Mandelmus • 1 EL Ketoöl • 1 Msp. gemahlene Vanille

- Das Obst und Gemüse grob schneiden, die Zitrone mit der Zitruspresse entsaften.
- Alle Zutaten in den Mixbehälter geben, nach Belieben Eiswürfel zufügen und 1 Minute lang mit dem Blender cremig pürieren. Am besten kühl genießen.

Nährwerte

F 35,5 g • KH 9,2 g • EW 9,0 g • 411 kcal

Leberkraft-Smoothie

Für 1 Portion • 5 Min.

½ Avocado (60 g) • ½ Bund frische Petersilie • Löwenzahnblätter nach Belieben • ½ Zitrone • ½ Grapefruit (125 g) • 150 ml Wasser • 1 TL Flohsamenschalen • 1 EL Mariendistelöl • 1 EL Ketoöl

- Das Gemüse grob schneiden. Zitrone und Grapefruit mit einer Zitruspresse entsaften.
- Alle Zutaten in den Mixbehälter geben, nach Belieben Eiswürfel zufügen und 1 Minute lang mit dem Blender cremig pürieren. Am besten kühl genießen.

Nährwerte

F 34,7 g • KH 11,3 g • EW 2,3 g • 380 kcal

Sonniger Papaya-Smoothie

Für 1 Portion • 5 Min.

75 g reife Papaya • 1 Karotte (75 g) • 1 EL Goldleinsamen, geschrotet (10 g) • 1 cm frische Kurkumawurzel (alternativ 1 Msp. Kurkumapulver) • 250 ml Wasser • 1 Msp. schwarzer Pfeffer • 1 Prise Ceylon-Zimtpulver • 1 EL weißes Mandelmus • 2 EL Ketoöl

- Das Obst und Gemüse grob schneiden. Alle Zutaten in den Mixbehälter geben, nach Belieben Eiswürfel zufügen und 1 Minute lang mit dem Blender cremig pürieren. Am besten gekühlt genießen.

Nährwerte

F 32,6 g • KH 11,8 g • EW 6,8 g • 375 kcal

« Sonniger Papaya-Smoothie

Käse-Cracker mit kroatischem Paprika-Dip

Für 1 Portion • 20 Min.

Für den Paprika-Dip (Ajvar):

- 1 rote Spitzpaprika (150 g)
- Natursalz
- ½ Zwiebel (25 g)
- 1 Knoblauchzehe
- 2 EL Olivenöl
- 1 TL Tomatenmark
- 1 EL Apfelessig
- Chiliflocken

Für die Cracker:

- 5 glutenfreie Back-Oblaten (50 mm)
- 50 g Pecorino
- 1 TL gerebelter Rosmarin

● Den Backofen auf 200 °C vorheizen. Die Paprikaschote halbieren und entkernen. Ein Backblech mit Backpapier auslegen und die Paprikahälften mit der Haut nach oben auflegen. Bei Ober- und Unterhitze 20 Minuten backen, bis die Haut der Paprika Blasen wirft und bräunlich wird.

● Aus dem Ofen nehmen, in eine Schüssel geben, salzen, mit einem feuchten Tuch abdecken und für 20 Minuten ziehen lassen. Dann mit einem kleinen scharfen Messer die Haut der Paprika abziehen.

● Zwiebel und Knoblauch schälen und fein würfeln. Olivenöl in einem Topf erhitzen und Zwiebel und Knoblauch zusammen mit dem Tomatenmark darin 5 Minuten anrösten. Mit Apfelessig ablöschen.

● Den Ofen-Paprika hinzugeben und bei kleiner Flamme unter Rühren köcheln lassen, bis er zerfällt. Falls nötig etwas Wasser zugeben. Mit Salz und auf Wunsch mit Chiliflocken abschmecken und abschließend mit einem Stabmixer pürieren.

● Für die Cracker den Pecorino fein in eine Schale reiben und den Rosmarin untermischen. Ein Backblech mit Backpapier auslegen, die Oblaten darauf positionieren, den Pecorino darauf verteilen und mit einem Löffel flach drücken. Auf der mittleren Schiene 12 – 15 Minuten backen, bis die Taler goldbraun sind. Die fertigen Taler auf dem Ofen nehmen und abkühlen lassen.

● Den Paprika-Dip in eine Schale geben, mit etwas frischer Petersilie vollenden und zusammen mit den Käse-Crackern servieren.

Nährwerte

F 36,9 g • KH 8,5 g • EW 13,3 g • 421 kcal

Schokoladiges Keto-Granola

Für 10 Portionen (auf Vorrat) • 15 Min. + 60 Min. Backzeit

100 g Walnusskerne • 100 g Haselnusskerne • 100 g geriebene Mandeln • 100 g Kokosraspeln • 3 EL Flohsamenschalen (18 g) • 4 Eiklar • 30 g Edelkakaopulver oder Kakaonibs • 40 g Kokosöl oder Butter • 1 Prise Natursalz • optional: 20 g Ketosüß (Bio-Erythrit)

- Den Backofen auf 160 °C vorheizen und ein Backblech mit Backpapier auslegen.
- Walnüsse und Haselnüsse mit einem großen Messer grob hacken und mit allen übrigen Zutaten zu einem Teig vermischen, der sich wie eine feste Paste auf das Backpapier streichen lässt.
- Das Granola im Backofen bei Ober- und Unterhitze 60 Minuten lang backen. In der Hälfte der Zeit das Backblech herausnehmen und die Masse zerbrechen. Dann wieder flach drücken und fertigbacken.
- Das Granola am besten in einem Vorratsbehälter im Kühlschrank lagern. Morgens jeweils mit etwas Soja-, Mandel- oder Kokosdrink und einer Handvoll Beeren anrichten und genussvoll zerbeißen.

Tipp Für viele ist das Keto-Granola auch ein beliebter Knabber-Snack.

Nährwerte

F 28,7 g • KH 3,8 g • EW 6,8 g • 301 kcal

Französisches Mangold-Pilz-Omelette

Für 1 Portion • 15 Min.

3 Steinpilze (40 g; alternativ braune Champignons oder Kräuterseitlinge) • ½ Stange Frühlingszwiebel (15 g) • 1 Handvoll Mangold (10 g; alternativ Blattspinat) • 2 EL Kokosöl (20 g) • 1 Prise Muskatnuss • Natursalz • 2 Eier • 1 TL Flohsamenschalen (3 g) • 2 EL Wasser (25 ml) • 1 Msp. Korianderpulver • schwarzer Pfeffer • frischer Schnittlauch, gehackt • ¼ Ziegen-Camembert (30 g)

- Pilze und Frühlingszwiebel kleinschneiden; Mangold grob hacken. Pilze und Frühlingszwiebeln in 1 EL Kokosöl 3–4 Minuten scharf anbraten; Hitze reduzieren, Mangold zugeben und 1 Minuten mit anbraten. Mit Muskatnuss und Salz würzen. Gemüse aus der Pfanne nehmen und zur Seite stellen.
- Eier mit Flohsamenschalen, Wasser, Korianderpulver, Salz und Pfeffer verquirlen. Mit 1 EL Kokosöl in der Pfanne als Omelette zubereiten.
- Das Gemüse über eine Hälfte des Omeletts geben, den Camembert in dünnen Spalten zufügen, den halben Schnittlauch drüberstreuen und die zweite Omelettehälfte darüberklappen. Auf einem hübschen Teller anrichten und mit dem restlichen Schnittlauch vollenden.

Nährwerte

F 39,1 g • KH 2,9 g • EW 22,4 g • 451 kcal

MITTAGESSEN

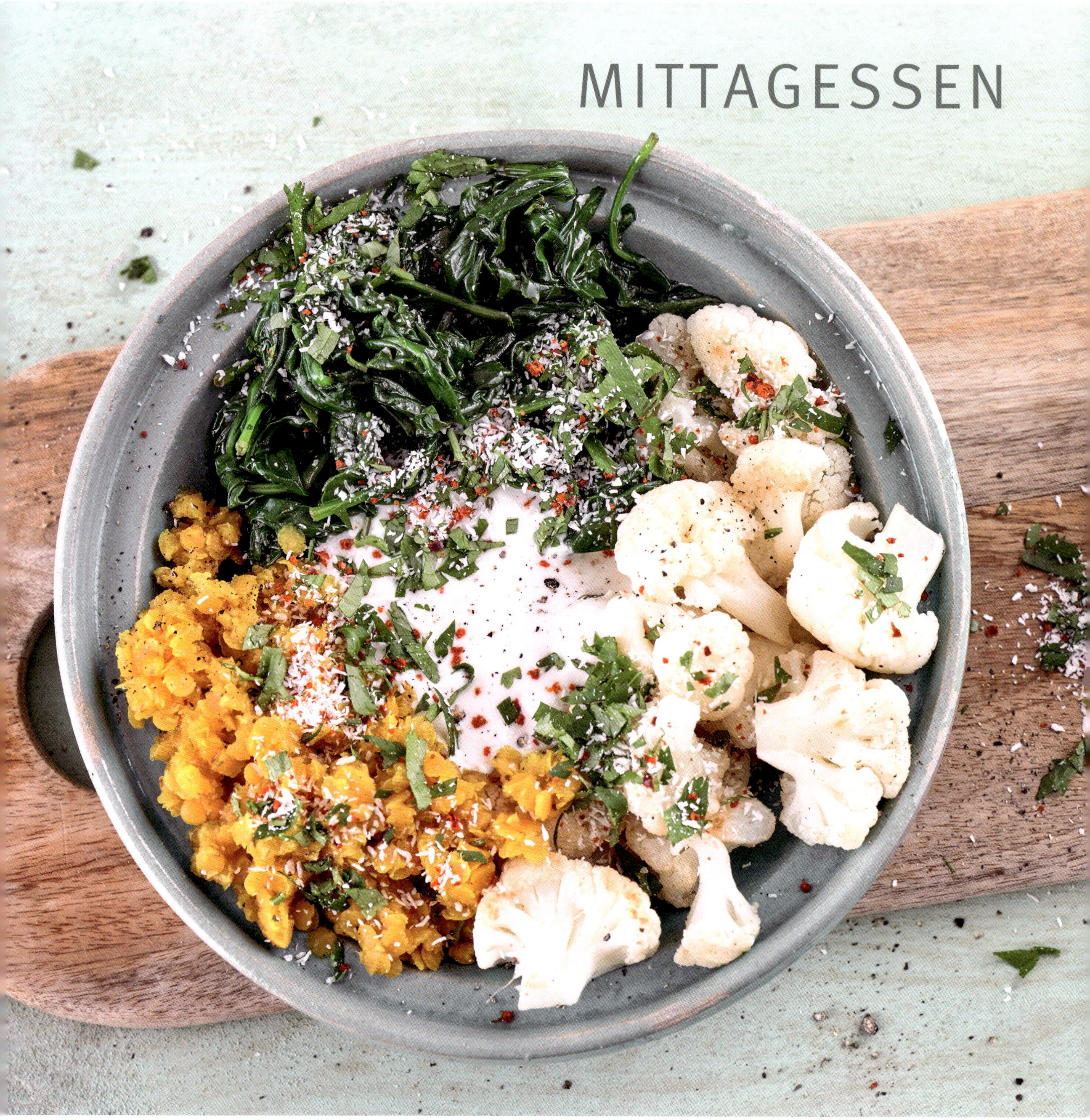

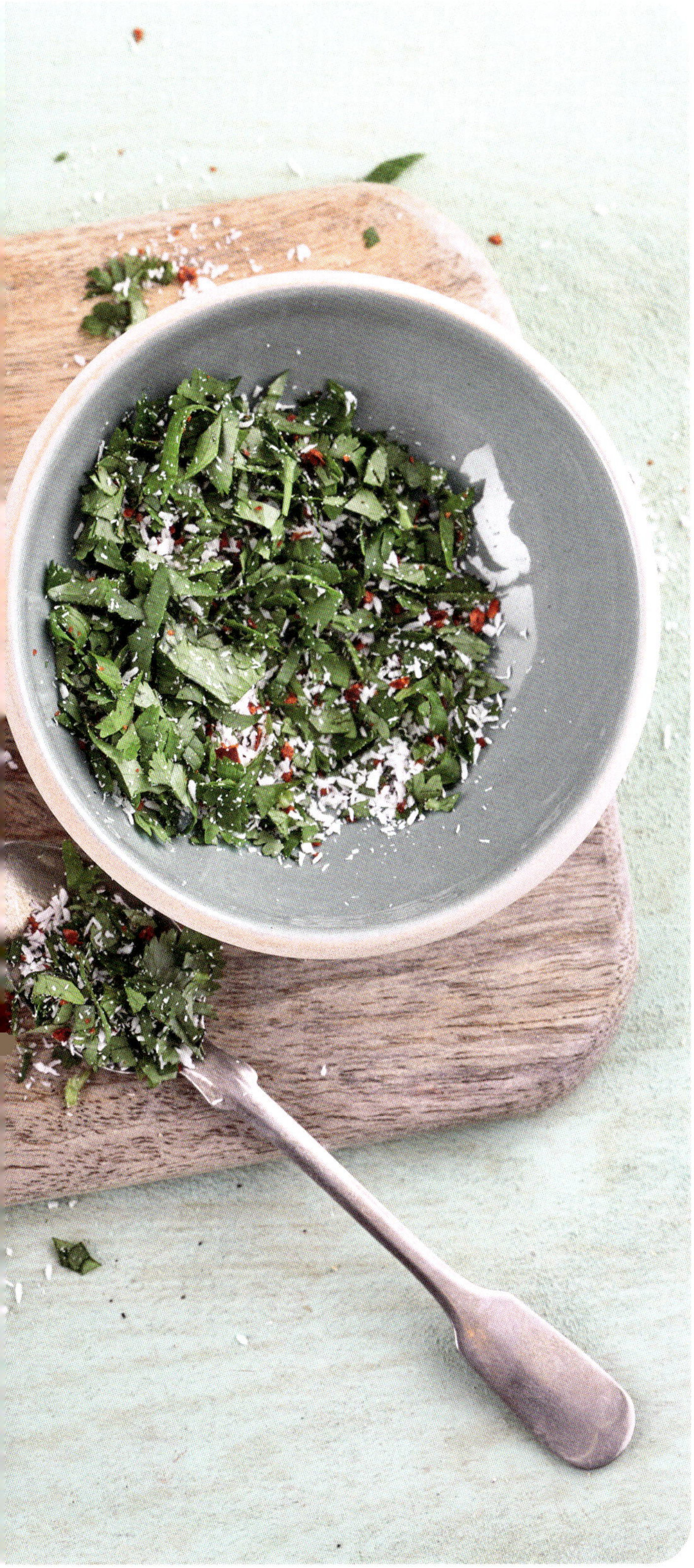

Hier geht es um die Hauptmahlzeit Ihres Tages. Für viele wird es das Mittagessen sein; doch Sie können diese Rezepte auch für Ihr Abendessen verwenden, wenn Sie erst nach getaner Arbeit die Zeit haben, sich ein wirklich hochwertiges Gericht zuzubereiten. Dieser Mittagsteller bzw. Ihre Hauptmahlzeit des Tages sollte generell aus einem »Berg« Gemüse, einer ordentlichen Menge Fett als Energielieferant und auch stets einer Eiweißkomponente bestehen. Wählen Sie dabei jene Eiweißquellen, die zu Ihrem Ernährungsstil passen (Mischkost, vegetarisch, vegan). Achten Sie darauf, dass Sie Ihrem Körper täglich ausreichend, aber auch nicht zu viel Protein zuführen. Eine gesunde Menge liegt bei 10 – 15 % der Gesamtenergiezufuhr.

Ist Ihre Zielsetzung Gewichtsreduktion? Dann ist es für Sie günstiger, wenn Sie Ihre Hauptmahlzeit mittags oder am Nachmittag einnehmen, statt spätabends. Damit Ihre überflüssigen Pfunde möglichst erfolgreich dahinschmelzen, ist es wichtig, nur so viel Fett in den Gerichten zu verwenden, wie Sie benötigen, um satt zu werden. Vom Volumen der Mahlzeit ändert sich dadurch kaum etwas, denn die Gemüsemenge und auch Ihre Eiweißkomponente bleiben exakt gleich groß. Einzig das verwendete Fett oder Öl reduziert sich.

« Göttliche Shakti Bowl, S. 85

Bunte Feta-Artischocken-Päckchen

Für 1 Portion (2 Päckchen) • 40 Min.

¼ Stange Lauch (25 g) • 1 EL Kokosöl • 3 Artischockenherzen, in Öl eingelegt (60 g) • ½ rote Paprika (50 g) • 1 Knoblauchzehe • Thymian • Rosmarin • 25 g Rohschinken (alternativ Räuchertofuwürfel) • Natursalz • schwarzer Pfeffer • 75 g Feta • 2 Kirschtomaten • 2 TL Olivenöl • ¼ Bund Schnittlauch, geschnitten

- Den Backofen auf 200 °C vorheizen. Den Lauch in 1 cm breite Scheiben schneiden und bei mittlerer Hitze in Kokosöl 2 Minuten anbraten. Artischockenherzen grob zerkleinern, hinzufügen und weitere 5 Minuten mit anbraten. Paprika klein würfeln und zugeben. Knoblauch hinzupressen und mit Gewürzen unterrühren. Rohschinken in Streifen schneiden und dazugeben. Mit Salz und Pfeffer abschmecken und anschließend die Pfanne von der Hitze nehmen.

- Ein gevierteltes Blatt Backpapier (ca. 20 × 20 cm) auf die Arbeitsfläche legen. Feta halbieren und in der Mitte platzieren. Kirschtomaten halbieren und darauflegen. Angebratenes Gemüse mit dem Schinken darauf verteilen, etwas Olivenöl darübergeben und die Päckchen mit Küchengarn verschließen. Im vorgeheizten Backofen bei Ober- und Unterhitze etwa 10 – 12 Minuten garen, abschließend öffnen, auf einem flachen Teller anrichten, mit dem frischen Schnittlauch vollenden – nach Belieben mit einer Scheibe Keto-Brot servieren.

Nährwerte

F 45,1 g • KH 3,3 g • EW 19,4 g • 510 kcal

Knusprige Chicken-Nuggets auf Selleriepüree

Für 1 Portion • 50 Min.

125 g Brokkoli • 75 g Sellerieknolle • 3 Kirschtomaten • 4 EL Keto-Paniermehl • 1 EL Kartoffelfasern • 1 Ei • 100 g Hühnerschenkel • Natursalz • schwarzer Pfeffer • 3 EL Kokosöl • 1 EL Hanfmus (20 g) • 1 TL Zitronensaft • Chiliflocken

- Brokkoli in Röschen teilen, -strunk und Sellerie würfeln und mit den Kirschtomaten in einem Topf mit Dämpfeinsatz oder im Dampfgarer dämpfen.

- Das Keto-Paniermehl in einen Teller geben, die Kartoffelfasern in einen zweiten und das verquirlte Ei in einen dritten. Das Fleisch in 5 – 6 mundgerechte Stücke zerteilen und kräftig mit Salz und Pfeffer würzen. Erst in Kartoffelfaser, dann in Ei und zum Schluss in Paniermehl wenden. Das Kokosöl in einer Kasserolle erhitzen, die Nuggets darin verteilen und von jeder Seite 5 – 7 Minuten langsam goldbraun braten. Die fertigen Nuggets entnehmen und auf einen Teller mit Küchenpapier zum Entfetten legen.

- Für das Püree Sellerie, Brokkolistrunkteile und Hanfmus glatt pürieren. Mit Salz, Pfeffer und etwas Zitronensaft abschmecken und auf einem Teller verteilen. Die gedämpften Brokkoliröschen und Kirschtomaten zusammen mit den Nuggets darauf anrichten.

Nährwerte

F 63,1 g • KH 6,8 g • EW 36,2 g • 718 kcal

Göttliche Shakti Bowl

Für 1 Portion • 45 Min.

Für den Blumenkohl:
- 200 g Blumenkohl
- 2 EL Kokosöl
- 1 Msp. Ceylon-Zimtpulver
- 1 Msp. Kardamompulver
- 1 Msp. Korianderpulver
- Muskatnuss
- Natursalz
- schwarzer Pfeffer

Für den Spinat:
- 150 g frischer Spinat (oder 125 g TK-Spinat)
- 50 ml Basenbrühe
- Natursalz
- ½ Knoblauchzehe
- 1 Msp. Kreuzkümmelpulver
- 1 EL Olivenöl
- schwarzer Pfeffer

Für die Linsen:
- 40 g rote Linsen (90 g gekochte)
- 50 ml Basenbrühe
- 1 Msp. Kurkumapulver
- 1 EL Sesamöl
- 1 EL Zitronensaft
- Natursalz
- schwarzer Pfeffer

Für den Dip:
- 75 g Sojajoghurt
- optional: ½ TL Ketosüß (Bio-Erythrit)
- 1 TL Zitronensaft
- ½ TL Garam Masala
- Natursalz
- schwarzer Pfeffer

Für das Topping:
- ¼ Bund frischer Koriander
- 1 EL Kokosraspeln (6 g)
- rote Chiliflocken

- Blumenkohl waschen und in Röschen zerteilen. Die Blumenkohlröschen im Dampfgarer oder in einem Topf mit Dämpfeinsatz bissfest garen. Anschließend das Kokosöl in einer Pfanne erhitzen und Zimt, Kardamom und Koriander zugeben. Die gegarten Blumenkohlröschen in die Pfanne geben, alles zusammen noch 2 Minuten anbraten und mit Muskatnuss, Salz und Pfeffer abschmecken.

- Den Spinat grob hacken und mit 50 ml Basenbrühe und einer Prise Salz nach und nach in einer Pfanne oder einem Topf erhitzen und zusammenfallen lassen. Den Knoblauch schälen und dazupressen, Kreuzkümmel und Olivenöl unterrühren und mit Salz und Pfeffer abschmecken.

- Die Linsen in einem Topf mit der Basenbrühe und Kurkumapulver nach Packungsanleitung garen.

- In der Zwischenzeit für den Dip Sojajoghurt zusammen mit Ketosüß (optional) und Garam Masala Pulver in einem Schälchen cremig rühren. Mit Salz Pfeffer und Zitronensaft abschmecken.

- Für das Topping den Koriander kalt abbrausen, trockenschütteln, Blättchen und weiche Stiele abzupfen und fein hacken. In einer Schale mit den Kokosraspeln und den Chiliflocken vermengen und zur Seite stellen.

- Die gar gekochten Linsen mit Sesamöl und Zitronensaft versehen und mit Salz und Pfeffer abschmecken.

- In einer großen Schale den Joghurtdip in die Mitte geben, drum herum die einzelnen Komponenten anrichten und alles zusammen mit dem Topping vollenden.

Nährwerte
F 47,1 g • KH 22,1 g • EW 21,8 g • 604 kcal

Sommerliche Gemüsepfanne

Für 1 Portion • 30 Min.

180 g frische grüne Bohnen (alternativ: 225 g TK-Bohnen) • ½ rote Zwiebel (25 g) • 1 Tomate (120 g) • 1 EL Kokosöl • 1 Knoblauchzehe • Bohnenkraut • Natursalz • schwarzer Pfeffer • 75 g Feta • 2 EL Leinöl • geschälter Sesam

- Die Stielansätze der Bohnen wegschneiden und die Bohnen je nach Länge halbieren oder dritteln. Im Dampfgarer oder in einem Topf mit Dämpfeinsatz 10–15 Minuten lang bissfest garen.

- In der Zwischenzeit die Zwiebel fein würfeln und die Tomate klein schneiden. Das Kokosöl in einer Pfanne erhitzen und die Zwiebel 2 Minuten darin glasig dünsten. Die Tomate dazugeben und 5 Minuten köcheln lassen.

- Die gegarten Bohnen abgießen, in die Pfanne zu den Tomaten geben, mit Bohnenkraut, Salz und Pfeffer abschmecken.

- Den Feta in 2 cm große Würfel schneiden. Die Pfanne von der Hitze nehmen, die Fetawürfel unterrühren und dann erst das Leinöl darübergießen. In einem tiefen großen Teller anrichten und mit etwas Sesam vollenden.

Nährwerte

F 46,4 g • KH 11,5 g • EW 18,6 g • 560 kcal

Herrliches Shakshuka

Für 1 Portion • 20 Min.

½ Zwiebel (25 g) • ½ rote Paprika (50 g) • 120 g geschälte Tomaten (aus dem Glas) • ¼ Chilischote • 1 EL Kokosöl • 1 Knoblauchzehe • 1 TL Paprikapulver, edelsüß • 1 Msp. Kreuzkümmelpulver • Natursalz • schwarzer Pfeffer • 2 Eier • ½ Avocado • ¼ Bund frischer Koriander, gehackt • 1 EL Leinöl • 1 EL Zitronensaft

- Zwiebel und Paprika fein würfeln und die geschälte Tomate grob zerkleinern. Die Chilischote entkernen und fein hacken. Das Kokosöl in einer Pfanne erhitzen und darin Zwiebel und Chilischote bei mittlerer Hitze anbraten, bis die Zwiebelwürfel glasig sind. Den Knoblauch hinzupressen, Paprika und die Gewürze zugeben und alles gut umrühren.

- Die Tomate mit dem Saft dazugeben und zum Köcheln bringen. Die Sauce mit Salz und Pfeffer abschmecken und etwas einreduzieren. Dann mit einem Löffel 2 Mulden bilden und jeweils 1 Ei in jede Mulde schlagen. Die Pfanne abdecken und die Eier garen lassen.

- Die Avocado auslösen und das Fleisch in 5 mm dicke Filets schneiden. Das Gericht auf einem Teller mit den Avocadofilets anrichten und mit Koriander, Leinöl und etwas Zitronensaft vollenden.

Nährwerte

F 47,6 g • KH 6,9 g • EW 18,0 g • 530 kcal

» Sommerliche Gemüsepfanne

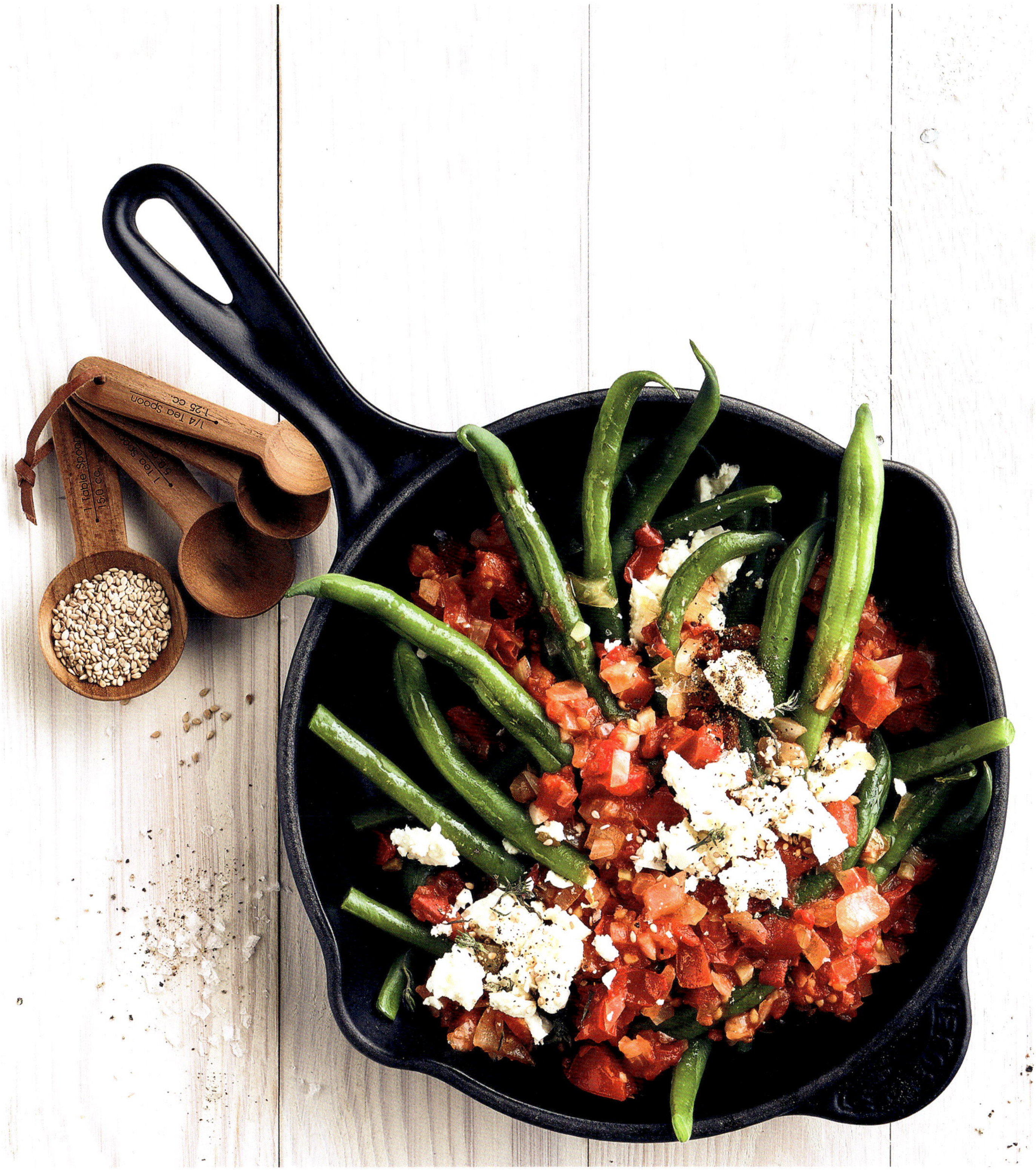

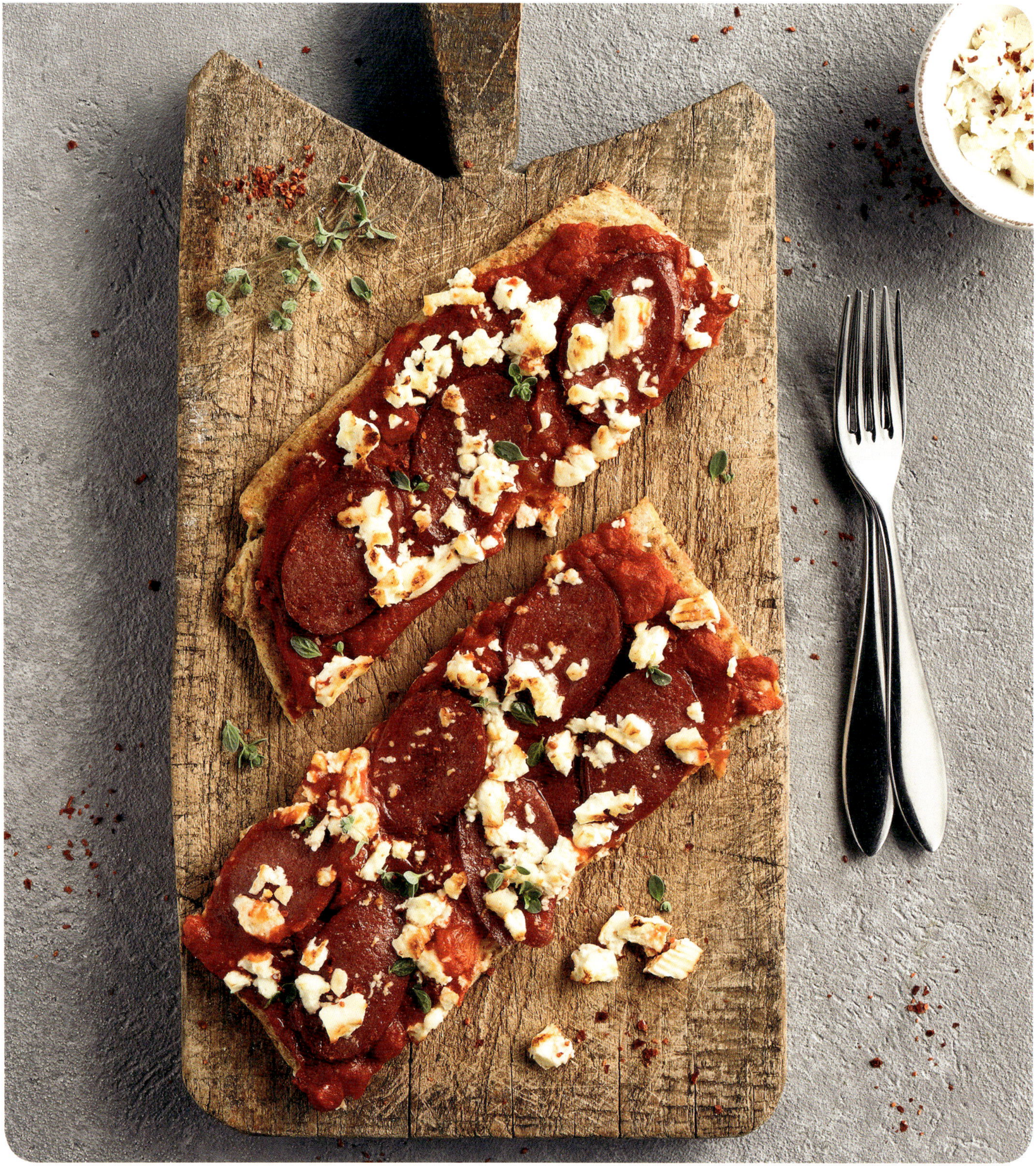

Spinat-Pecorino-Bällchen mit Salbeibutter

Für 1 Portion • 30 Min.

100 g frischer Spinat (oder 85 g TK-Spinat) • 25 g Pecorino am Stück • 75 g Ziegen- oder Schaffrischkäse • 1 Ei • 1 EL Kartoffelfasern • 1 TL Flohsamenschalen • 1 EL geriebene Mandeln (15 g) • Natursalz • schwarzer Pfeffer • Muskatnuss • 2 EL Butter • 2 Salbeiblätter

- Den Spinat in kochendem Wasser blanchieren, abseihen, anschließend ausdrücken und klein hacken. Den Pecorino grob reiben und mit Spinat, Frischkäse, Ei, Kartoffelfasern, Flohsamenschalen und geriebenen Mandeln zu einem Teig verarbeiten. Mit Salz, Pfeffer und Muskatnuss abschmecken.

- Wasser mit Salz in einem Topf mit Dämpfeinsatz zum Kochen bringen. Den Spinatteig mit feuchten Händen zu Bällchen (etwa 4–5 cm Durchmesser) formen, in den Dämpfeinsatz legen und 10 Minuten gar ziehen lassen.

- Die Butter schmelzen und den Salbei darin kurz schwenken. Die fertigen Knödel zusammen mit der Salbeibutter anrichten.

Nährwerte

F 51,9 g • KH 4,6 g • EW 28,5 g • 610 kcal

« (Feurige) Salami-Pizza

(Feurige) Salami-Pizza

Für 1 große Pizza • 50 Min.

Für den Pizzaboden:
2 EL Kokosmehl (30 g) • 1 EL Kartoffelfasern (15 g) • 1 EL Leinsamenmehl oder Lupinenmehl (15 g) • 1 EL Flohsamenschalenmehl (10 g) • 20 g geriebener Pecorino • Natursalz • ½ Packung Weinsteinbackpulver (8 g) • ½ Packung Trockenhefe (3 g)

Für den Belag:
½ Zwiebel (25 g) • 1 Knoblauchzehe • 1 EL Olivenöl • 100 g Tomatenpassata • 1 EL Tomatenmark • Lorbeerblatt • Oregano • Thymian • Natursalz • 50 g (scharfe) Salami • 35 g Feta oder Büffelmozzarella • frischer Thymian zum Garnieren

- Backofen auf 220 °C vorheizen. Zutaten zu einem homogenen Teig verarbeiten; diesen auf Backpapier ausrollen und zu rundem Pizzaboden mit verdicktem Rand formen.

- Pizza mitsamt dem Backpapier auf den Rost legen und etwa 5–6 Minuten vorbacken. Die Pizza darf in der Mitte ruhig Blasen werfen, diese verschwinden beim Belegen der Pizza wieder. Wenn der Pizzaboden an den Rändern leicht Farbe annimmt, aus dem Ofen nehmen.

- Zwiebel und Knoblauch fein hacken und in Olivenöl glasig anbraten. Tomatenpassata und -mark mit einem Lorbeerblatt dazugeben und aufkochen. Mit Oregano und Thymian würzen, mit Salz abschmecken und zugedeckt 10–15 Minuten köcheln lassen. Sauce auf dem Pizzaboden verteilen, mit Salamischeiben belegen, Feta darüber zerbröseln. Pizza nochmals 10 Minuten backen.

Nährwerte

F 57,0 g • KH 17,2 g • EW 36,8 g • 777 kcal

Kohlrabi-Tortilla mit Avocadofilets

Für 1 Portion • 30 Min. + 15 Min. Backzeit

- ¼ Chilischote
- 4 eingelegte Tomaten
- 1 EL Kokosöl
- 1 EL Tamari-Sauce
- schwarzer Pfeffer
- 200 g Kohlrabi (alternativ Topinambur)
- 1 Frühlingszwiebel (25 g)
- 2 Eier
- 1 TL Kokosmehl
- Natursalz
- 1 Msp. gemahlener Koriander
- ½ TL Knoblauchpulver
- ¼ Bund frischer Schnittlauch
- 1 TL Kokosöl
- 1 EL Butter
- ½ Avocado
- 1 TL Zitronensaft

● Die Chilischote entkernen und zusammen mit den eingelegten Tomaten fein hacken. Kokosöl in der Pfanne erhitzen und die Chili darin 2 Minuten anbraten. Die Tomaten dazugeben und weitere 5 Minuten lang anbraten. Mit Tamari-Sauce ablöschen, pfeffern und aus der Pfanne nehmen.

● Den Kohlrabi schälen und reiben, die Frühlingszwiebel der Länge nach halbieren und in Scheiben schneiden.

● Eier in einer Schüssel verquirlen. Das Kokosmehl unterrühren und mit Salz, Pfeffer, Koriander und Knoblauchpulver würzen. Den Schnittlauch kalt abbrausen, trockenschütteln und in Röllchen schneiden. Die Hälfte unter die Eimasse rühren und den Rest für die Garnitur aufheben.

● Den Backofen auf 180 °C vorheizen. Erneut Kokosöl in derselben Pfanne erhitzen und die Frühlingszwiebel darin bei mittlerer Hitze 2 Minuten lang anschwitzen. Kohlrabiraspel dazugeben, salzen und unter Rühren ca. 5 Minuten lang anbraten.

● Die Chili-Tomaten darüber verteilen und anschließend die Eimasse in die Pfanne gießen und leicht umrühren. Die Pfanne in den Backofen stellen und die Tortilla 15 Minuten lang stocken lassen.

● Avocado aufschneiden, das Fruchtfleisch mit einem Esslöffel von der Schale lösen und in etwa 5 mm dicke Filets aufschneiden.

● Die fertige Tortilla aus dem Backofen nehmen und mit kleinen Butterstücken belegen. Wenn die Butter geschmolzen ist, die Tortilla auf einem Teller anrichten, die Avocadofilets darüber schichten und mit dem restlichen frischen Schnittlauch und etwas Zitronensaft vollenden.

Nährwerte

F 53,3 g • KH 11,9 g • EW 21,4 g • 613 kcal

Sardellen-Zucchini-Taler mit Zaziki

Für 1 Portion • 30 Min. + 30 Min. Stehzeit

Für die Taler:
- 1 Zucchini (250 g)
- ½ Zwiebel (25 g)
- ½ Dose Sardellenfilets (25 g)
- ¼ Bund Koriander
- 1 EL Zitronensaft
- 1 EL Flohsamenschalen
- 1 EL Chiasamen
- 1 Ei
- 2 EL Kokosöl
- schwarzer Pfeffer
- Natursalz

Für das Zaziki:
- ¼ Feldgurke (100 g)
- Natursalz
- 100 g Sojasauerrahm
- 1 Knoblauchzehe
- ¼ Bund frischer Dill
- 1 TL Zitronensaft

- Für das Zaziki die Gurke nach Belieben schälen, reiben, gut salzen und in einem Sieb etwa 30 Minuten ziehen lassen.

- In der Zwischenzeit die Zucchini waschen und reiben. Die Zwiebel schälen und fein würfeln. Die Sardellenfilets fein hacken.

- Den Koriander kalt abbrausen, trockenschütteln, die Blättchen und feinen Stiele abzupfen und grob hacken.

- Alle Zutaten in eine große Schüssel geben und zusammen mit Zitronensaft, Flohsamenschalen, Chiasamen und dem Ei gründlich vermengen. Mit Salz und Pfeffer abschmecken. Sollte die Masse zu feucht sein, dann einfach noch etwas mehr Flohsamenschalen hinzufügen.

- Den Sauerrahm für das Zaziki in eine Schale geben, den Knoblauch dazupressen. Den Dill kalt abbrausen, trockenschütteln und fein hacken. Den halben Dill unterrühren und den Rest für die Garnitur zur Seite stellen. Die Gurkenraspel mit den Händen kräftig ausdrücken und zugeben. Mit Salz und Pfeffer abschmecken.

- Für die Zucchinitaler in einer Pfanne die Hälfte des Kokosöls erhitzen. Jeweils einen Esslöffel Teig entnehmen, zu einem Taler formen und in die Pfanne geben. Taler beidseitig braten, bis sie schön braun sind. Nach der Halbzeit erneut Kokosöl zugeben.

- Die Taler zusammen mit dem Zaziki auf einem Teller anrichten und mit dem übrigen frischen Dill vollenden.

Nährwerte

F 54,7 g • KH 10,9 g • EW 20,9 g • 622 kcal

Keto-Burger mit Pilz-Patty, Zitronenpesto und Sellerie-Fritten

Für 1 Portion • 1 Std.

Für das Patty:
- 1 TL Flohsamenschalen
- 1 EL Wasser
- 60 g braune Champignons
- ¼ rote Zwiebel
- ½ Knoblauchzehe
- ½ EL Kokosöl
- ½ Ei, verquirlt
- 1 EL frische Petersilie, gehackt
- 1 EL Walnüsse, gerieben
- 1 EL Kartoffelfaser
- ½ TL Paprikapulver, edelsüß
- 1 TL Dijon-Senf
- Natursalz
- schwarzer Pfeffer
- ½ EL Kokosöl

Für die Fritten:
- 100 – 150 g Knollensellerie (geschält)
- 1 EL Olivenöl
- Natursalz
- schwarzer Pfeffer
- Paprikapulver

Für das Pesto:
- 20 g Pecorino am Stück
- 1 Bio-Zitrone
- 1 Bund frisches Basilikum
- 1 EL Olivenöl
- 2 Knoblauchzehen

Für den Burger
- ¼ rote Zwiebel
- ½ Tomate
- 1 großes Burger-Keto-Brötchen (S. 141)
- 1 Salatblatt
- 1 EL Mayonnaise
- außerdem: 1 Holzspieß

● Flohsamenschalen mit Wasser vermengen. Champignons raspeln. Zwiebel und Knoblauch fein hacken. Pilze und Zwiebel in Kokosöl 5 Minuten bei mittlerer bis hoher Hitze anbraten. Knoblauch dazugeben und 1 Minute mitbraten.

● Die gebratene Pilz-Zwiebel-Mischung in einer großen Schüssel mit Ei, gehackter Petersilie, geriebenen Walnüssen, Kartoffelfasern, Paprikapulver, Senf und der Flohsamenschalen-Masse verkneten. Mit Salz und Pfeffer abschmecken und daraus ein 2 cm dickes und im Durchmesser 8 – 10 cm großes Patty formen. Dieses in Kokosöl von beiden Seiten 5 – 7 Minuten bei mittlerer Hitze braten.

● Den Backofen auf 175 °C vorheizen. Sellerie in Fritten-Form schneiden und zusammen mit Olivenöl, Salz, Pfeffer, Paprikapulver in eine Schüssel geben und gründlich vermischen. Ein Backblech mit Backpapier ausgelegen und den marinierten Sellerie darauf verteilen. Etwa 25 – 30 Minuten bei 175 °C Umluft backen.

● Für das Pesto den Pecorino fein reiben. Die Zitrone heiß abwaschen, trockenreiben, ½ TL Schale fein abreiben. Das Basilikum mit Olivenöl, Knoblauch, Zitronenschale und 1 EL Zitronensaft in den Mixbehälter geben und fein pürieren. Den Pecorino unterheben und mit Salz abschmecken.

● Zwiebel und Tomate in feine Ringe schneiden. Das Burger-Keto-Brötchen (S. 141) aufschneiden und die Unterseite großzügig mit Pesto bestreichen; die Hälfte der Zwiebelringe darauf verteilen. Das Patty auflegen, mit den restlichen Zwiebelringen, dem Salatblatt und den Tomatenringen belegen. Die obere Brötchenhäfte mit Mayonnaise bestreichen und auflegen. Den fertigen Burger mit einem Holzspieß fixieren und zusammen mit den Fritten und dem restlichen Pesto und etwas Mayonnaise in kleinen Schälchen als zusätzlichen Dip servieren.

Nährwerte

F 79,9 g • KH 19,3 g • EW 27,9 g • Energie: 942 kcal

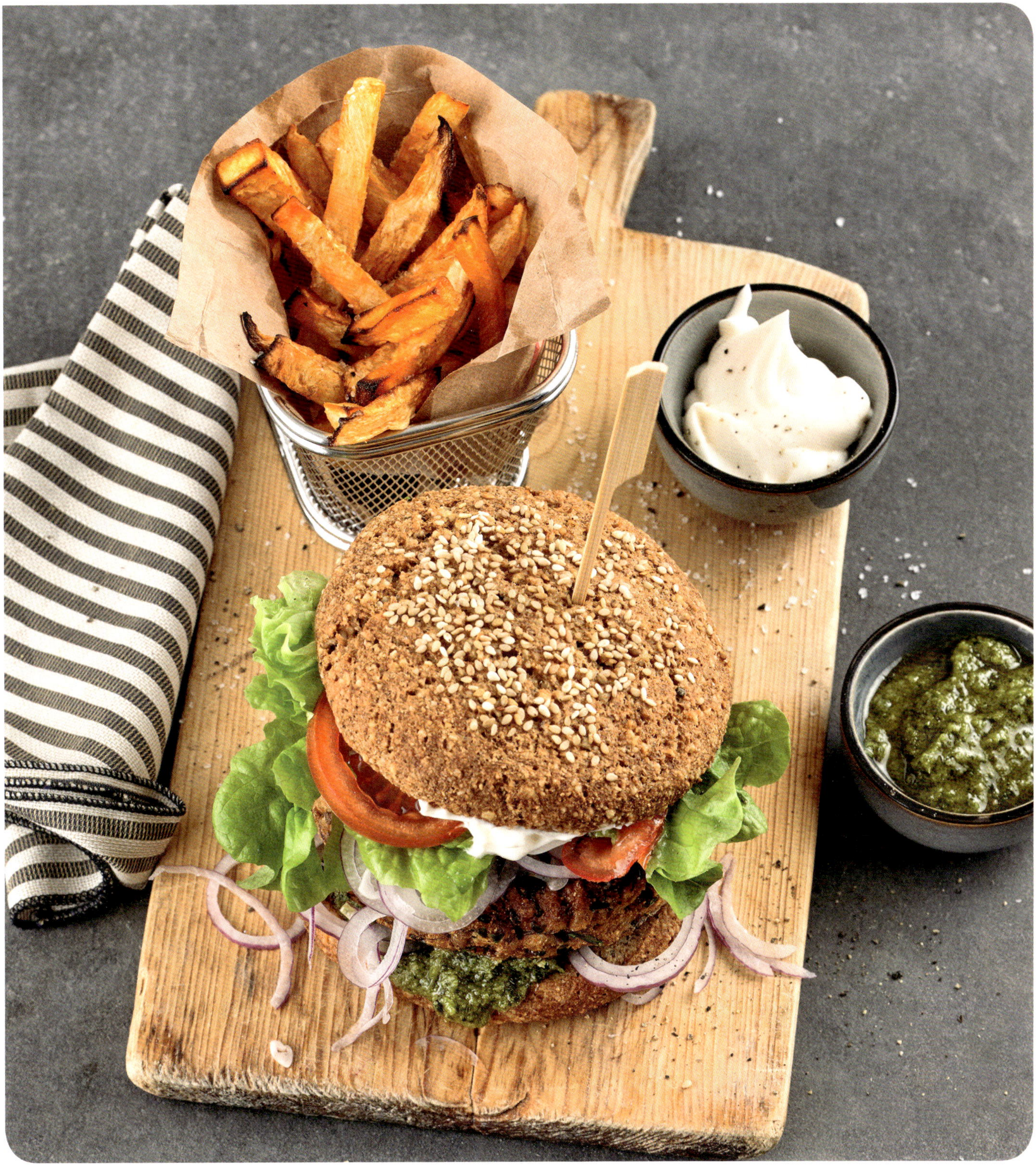

Weißer Ofenspargel mit aufgesetztem Karpfenfilet

Für 1 Portion • 15 Min. + 45 Min. Backzeit

250 g weißer Spargel • 3 Kirschtomaten (45 g) • ¼ Stange Lauch (25 g) • 1 Bio-Zitrone • Natursalz • schwarzer Pfeffer • ½ TL getrockneter Thymian • 2 Salbeiblätter, frisch oder getrocknet • 3 EL Olivenöl • 100 g Karpfenfilet (alternativ Lachs) • ¼ Bund frischer Dill

- Den Backofen auf 200 °C vorheizen. Den weißen Spargel schälen und die holzigen Enden entfernen. Nach Belieben den Spargel in 3–4 cm lange Stücke schneiden oder sonst ganz belassen.

- Die Kirschtomaten halbieren. Den Lauch längs halbieren und in Scheiben schneiden. Die Zitrone heiß abwaschen, abtrocknen und 1 TL Zitronenschale fein abreiben.

- Zuerst den Spargel und dann das übrige Gemüse in eine Ofenform geben. Mit Salz, Pfeffer, den Gewürzen und der Zitronenschale bestreuen und das Olivenöl darüber verteilen. Den Karpfen (mit der Haut nach oben) aufsetzen und bei Ober- und Unterhitze 45 Minuten in den Ofen stellen.

- Den frischen Dill kalt abbrausen, trockenschütteln und fein hacken. Wenn der Karpfen gar ist, die Form aus dem Ofen nehmen. Gemüse und Karpfenfilet auf einem Teller anrichten und mit dem frisch gehackten Dill und einer Zitronenscheibe vollenden.

Nährwerte

F 44,2 g • KH 6,2 g • EW 25,1 g • 535 kcal

Sizilianisches Basilikum-Hähnchen

Für 1 Portion • 20 Min. + 15 Min. Backzeit

125 g Brokkoliröschen • 3 Kirschtomaten • 2 Frühlingszwiebeln • 30 g Büffelmozzarella • 80 g Hähnchenbrustfilet • Natursalz • schwarzer Pfeffer • 1 EL Kokosöl • 1 EL Olivenöl • einige Blätter frisches Basilikum • 2 EL Basilikumpesto

- Die Brokkoliröschen in einem Topf mit Dämpfeinsatz oder im Dampfgarer so dämpfen, dass sie noch schön knackig sind.

- Die Kirschtomaten je nach Größe vierteln oder halbieren und die Frühlingszwiebel in Ringe schneiden. Den Mozzarella grob würfeln.

- Die Hähnchenbrust mit Salz und Pfeffer würzen. Kokosöl in der Pfanne erhitzen und das Fleisch darin auf jeder Seite 2–3 Minuten anbraten. Das Weiße der Frühlingszwiebel dazugeben und 2 Minuten mitbraten. Den Backofen auf 200 °C vorheizen.

- Den Brokkoli, die Tomaten und das Zwiebelgrün in eine Ofenform geben und das Olivenöl darüber verteilen. Das Filet oben aufsetzen, mit Basilikumpesto bestreichen, die Mozzarellawürfel darübergeben und das Ganze im Backofen 15 Minuten bei Ober- und Unterhitze überbacken.

- Gleich in der Form servieren und davor noch mit etwas frischem Basilikum vollenden.

Nährwerte

F 43,0 g • KH 5,1 g • EW 30,0 g • 534 kcal

Scharfer Romanesco mit Tamari-Tahin & Tempeh

Für 1 Portion • 40 Min.

200 g Romanesco • ¼ Stange Lauch (25 g) • ½ grüner Spitzpaprika (60 g) • 2 EL Olivenöl • 1 EL grünes Harissa (je nach Schärfe die Menge anpassen) • Natursalz • schwarzer Pfeffer • 1 Knoblauchzehe • 1 EL weißes Tahin (Sesammus) • 1 TL Tamari-Sauce • 1 TL Umesu (oder ein anderer Essig) • 1 EL Wasser • 100 g Tempeh (Soja oder Lupine) • 1 EL Kokosöl • 1 Msp. Korianderpulver • 1 TL Limettensaft • ¼ Bund frischer Schnittlauch • 1 TL Sesam

- Den Backofen auf 200 °C vorheizen und ein Backblech mit Backpapier auslegen. Romanesco in kleine Röschen zerteilen. Den Lauch in 1 cm dicke Röllchen schneiden. Beides in eine Schüssel geben und mit Olivenöl, Harissa, Salz und Pfeffer sorgfältig mischen. Knoblauch dazupressen. Das Gemüse auf dem Backblech verteilen und bei Ober- und Unterhitze 30 – 35 Minuten backen, bis es leicht gebräunt ist.

- Sauce aus Tahin, Tamari, Umesu und Wasser anrühren. Tempeh in 2 cm große Würfel schneiden, in Kokosöl 8 – 10 Minuten von allen Seiten goldbraun anbraten, mit gemahlenem Koriander würzen und mit etwas Limettensaft beträufeln. Den Schnittlauch kalt abbrausen, trockenschütteln und in Röllchen schneiden.

- Gemüse zusammen mit dem Tempeh in einer Schale anrichten, mit der Sauce beträufeln und mit frischem Schnittlauch und etwas Sesam vollenden.

Nährwerte

F 45,3 g • KH 12,9 g • EW 23,9 g • 558 kcal

Saftiges Keto-Reisfleisch

Für 1 Portion • 35 Min.

1 Karotte (70 g) • ¼ Zucchini (70 g) • ½ Zwiebel (25 g) • 1 EL Kokosöl • 100 g Rinderhack • 1 EL eingelegte Kapern • 1 TL Paprikapulver, edelsüß • 1 Msp. gemahlener Kurkuma • Natursalz • schwarzer Pfeffer • 1 – 2 TL Dijon-Senf • 125 g Konjac-Reis • 2 – 3 Kirschtomaten • 2 EL Olivenöl • frische Petersilie, gehackt

- Geschälte Karotte und Zucchini mit der Reibe fein raspeln. Zwiebel fein würfeln. Kokosöl in einer Pfanne erhitzen und das Rinderhack darin 10 Minuten bei mittlerer Hitze von allen Seiten durchbraten. Gemüse zugeben und weitere 10 Minuten braten.

- Kapern fein hacken und zugeben. Mit Paprika, Kurkuma, Salz und Pfeffer würzen und dann kräftig mit Senf abschmecken.

- Den Konjac-Reis durch ein Sieb abseihen und unter fließendem Wasser gründlich abspülen. Abtropfen lassen und dann unter Fleisch und Gemüse heben. Die Kirschtomaten halbieren und zusammen mit dem Olivenöl zugeben. Alles zusammen nochmals 5 Minuten bei hoher Hitze braten, gründlich umrühren, dann von der Hitze nehmen und zugedeckt 10 Minuten stehen lassen. Die Hälfte der gehackten Petersilie untermischen und mit dem Rest das angerichtete Reisfleisch vollenden.

Nährwerte

F 46,6 g • KH 8,5 g • EW 27,5 g • 577 kcal

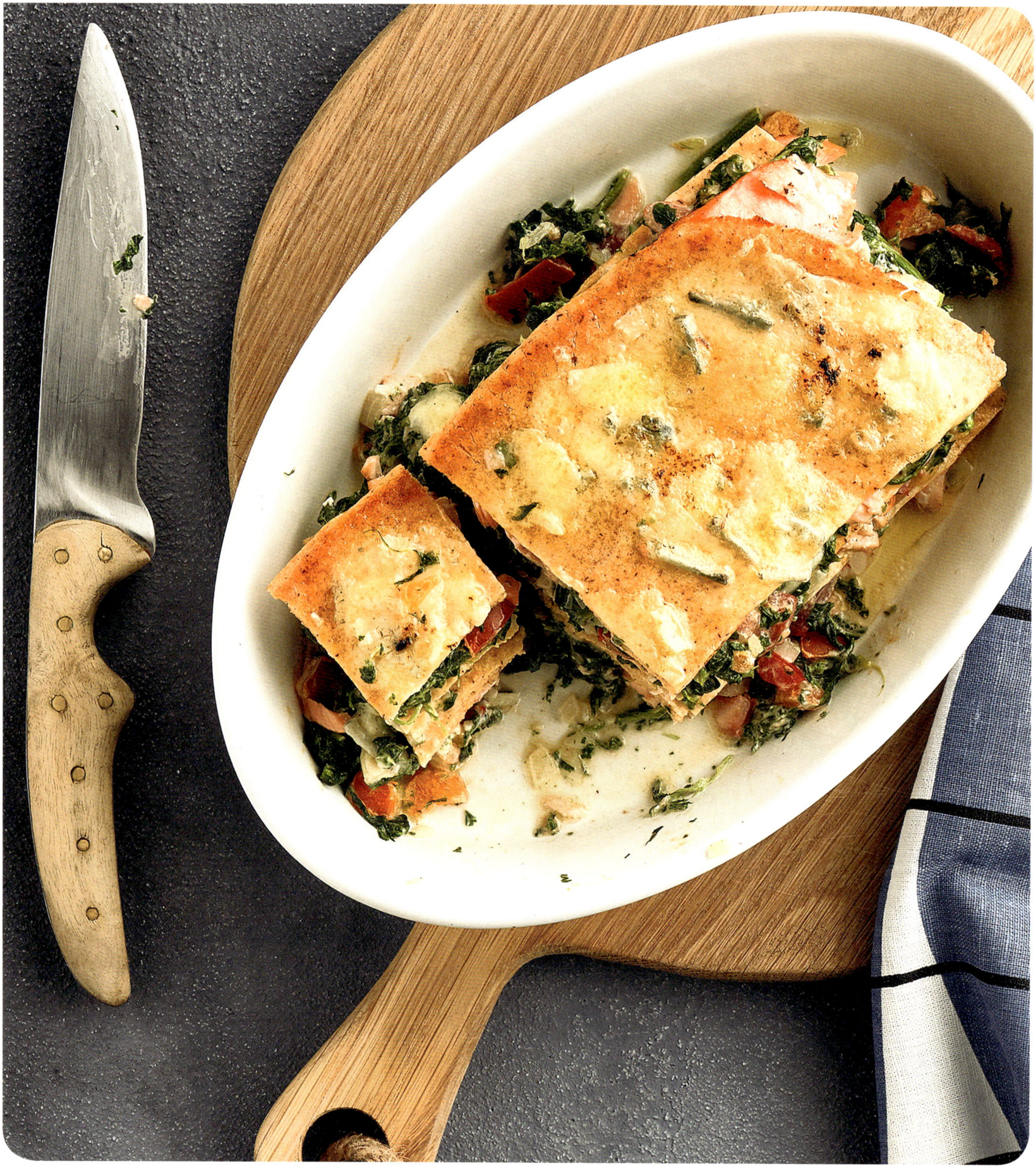

Lachs-Mangold-Lasagne

Für 2 Portionen • 40 Min.

2 Eier • 120 g Schaf- oder Ziegenfrischkäse • 3 EL Flohsamenschalen • Natursalz • 1 Zwiebel (50 g) • 150 g Tomate • 250 g frischer Mangold (alternativ Spinat) • 4 EL Kokosöl • 150 g Lachsfilet • 2 EL weißes Mandelmus • Muskatnuss • schwarzer Pfeffer

- Backofen auf 150 °C vorheizen und ein Blech mit Backpapier auslegen. Eier schaumig schlagen, Hälfte vom Frischkäse zugeben und Flohsamenschalen und Salz gut unterrühren. Den Teig auf dem Backpapier verteilen, glatt streichen und höchstens 10 – 12 Minuten im Ofen backen.

- Zwiebel und Tomate würfeln. Mangold in Streifen schneiden. 2 EL Kokosöl in einem Topf erhitzen und Mangold darin zusammenfallen lassen, Tomate zugeben und mit andünsten.

- Lachs in einer Pfanne mit 2 EL Kokosöl von jeder Seite 3 Minuten anbraten, dann herausnehmen. Zwiebel im übrigen Bratfett andünsten. Rest Frischkäse und Mandelmus unterrühren. Die Sauce mit Muskat, Salz und Pfeffer würzen. Fischfilets auseinanderzupfen und zurück in die Pfanne geben.

- Lasagneplatten für eine kleine Auflaufform passend zuschneiden. Lachssauce und Mangold abwechselnd in die Form schichten. Die oberste Schicht sollte Lachssauce sein. Etwa 10 Minuten bei 180 °C Oberhitze überbacken.

Nährwerte

F 56,7 g • KH 6,9 g • EW 35,9 g • 681 kcal

« Lachs-Mangold-Lasagne

Beluga-Wirsing-Päckchen mit Safranpüree

Für 1 Portion • 40 Min.

40 g Belugalinsen (oder 90 g gekochte) • 100 ml Gemüsebrühe • 2 große Wirsingblätter • 150 g Topinambur • ½ Zwiebel (25 g) • 1 Knoblauchzehe • 2 EL Kokosöl • 2 EL geriebene Mandeln • Zitronensaft • Natursalz • schwarzer Pfeffer • 1 EL Mandelmus • einige Safranfäden • außerdem: 2 Zahnstocher

- Die Belugalinsen in 100 ml Gemüsebrühe 20 – 25 Minuten gar kochen (alternativ gekochte aus dem Glas verwenden). Beim Wirsing den harten Mittelsteg flach abschneiden. Dann die Blätter in kochendem Salzwasser 1 – 2 Minuten blanchieren und anschließend abseihen.

- Topinambur schälen, in Stücke schneiden und bissfest garen. Zwiebel und Knoblauch schälen, fein hacken und in 1 EL Kokosöl 2 Minuten andünsten. Geriebene Mandeln und gekochte Linsen zugeben, weitere 5 Minuten braten und mit Zitronensaft, Salz und Pfeffer abschmecken.

- Die Linsenmasse auf den Wirsingblättern mittig platzieren, die Seiten einklappen und von der Seite des Stilansatzes her aufrollen. Mit einem Zahnstocher fixieren. 1 EL Kokosöl in der Pfanne erhitzen und die Päckchen zugedeckt für 5 Minuten darin braten.

- Topinambur mit Mandelmus und Safran pürieren. Bei Bedarf für das Püree etwas Gemüsebrühe hinzufügen. Mit Salz und Pfeffer abschmecken und auf elegante Weise zu den Wirsingpäckchen servieren.

Nährwerte

F 40,0 g • KH 22,6 g • EW 18,9 g • 567 kcal

Keto-Blinis mit grünem Brat-Spargel und Dill-Zitronen-Creme

Für 1 Portion • 35 Min.

Für die Blinis:
- 1 Ei
- 1 TL Butter
- 50 ml Mandeldrink
- 2 EL Kokosmehl (25 g)
- 1 TL Buchweizenmehl (5 g)
- 1 Msp. Weinsteinbackpulver
- Natursalz
- 1 EL Butterschmalz (Ghee)

Für die Creme:
- 1 Bio-Zitrone
- ¼ Bund frischer Dill
- 75 g Ziegen- oder Schaffrischkäse
- schwarzer Pfeffer

Für den Spargel:
- ½ Bund grüner Spargel (250 g)
- 1 EL Kokosöl
- 1 Knoblauchzehe
- 1 EL Tamari-Sauce
- Natursalz
- schwarzer Pfeffer

● Variante A für ein besonders fluffiges Ergebnis: Eiweiß und Eigelb trennen. Die Butter schmelzen und zusammen mit Eigelb und Mandeldrink in eine Rührschüssel geben. Mit einem Handbesen verquirlen, bis alles vermischt ist. Mehle, Weinsteinbackpulver und Salz unterrühren. Das Eiweiß mit dem Mixer oder der Küchenmaschine zu Eischnee schlagen und vorsichtig unter den Teig heben.

● Variante B wenn es schnell gehen muss: Alle Zutaten in eine Rührschüssel geben und alles gründlich (am besten mit dem Handmixer) vermischen. Sollte der Teig zu dick sein, einfach noch etwas Mandeldrink hinzufügen.

● Für die Creme die Zitrone heiß waschen, abtrocknen und 1 TL Zitronenschale abreiben. Den Dill kalt abbrausen, trockenschütteln und fein hacken. Beides zusammen mit Frischkäse und Pfeffer vermischen und glatt rühren. Mit etwas Zitronensaft abschmecken.

● Die holzigen Enden vom Spargel abschneiden und die Stängel schräg in 3–4 cm lange Stücke schneiden. Kokosöl in einer Pfanne erhitzen und den Spargel darin etwa 5 Minuten bei mittlerer Hitze anbraten. Den Knoblauch schälen, dazupressen und weitere 5 Minuten zugedeckt braten. Mit Tamari-Sauce ablöschen und mit Salz und Pfeffer abschmecken.

● Butterschmalz in einer kleinen Pfanne erhitzen und die Blinis von beiden Seiten herausbraten. Am besten schmecken Blinis, wenn sie gleich frisch aus der Pfanne serviert werden. Blinis auf einem Teller anrichten, einen Klacks Creme daraufgeben und den Spargel darüber verteilen. Mit etwas frischem Dill vollenden.

Nährwerte

F 60,0 g • KH 20,4 g • EW 31,7 g • 772 kcal

Herbstliches Gemüse-Curry mit Konjac-Reis und Tofu

Für 1 Portion • 35 Min.

Für den Tofu:
- 1 EL Sesamöl
- 1 Knoblauchzehe
- Zitronensaft
- Garam Masala
- Chiliflocken
- 100 g Tofu, natur

Für das Gemüse-Curry:
- 75 g Kürbis
- 125 g Rosenkohl
- frischer Ingwer
- ½ Zwiebel (25 g)
- 1 Knoblauchzehe
- ¼ Chilischote
- Bio-Zitrone
- 2 EL Kokosöl
- 1 Msp. Kurkumapulver
- 2 Msp. Korianderpulver
- 1 Msp. Kreuzkümmelpulver
- 75 ml Kokosmilch
- 25 ml Gemüsebrühe
- Natursalz
- schwarzer Pfeffer

Für den Reis:
- 125 g Konjac-Reis
- frischer Koriander

● Für den Tofu Sesamöl in ein Gefäß mit flachem Boden geben und den Knoblauch dazupressen. Zitronensaft, Masalapulver und Chiliflocken zufügen und gut verrühren. Den Tofu quer in 1 cm dicke Scheiben und diese wieder quer in 1 cm dicke und 2–3 cm lange Stifte schneiden. Zur Marinade geben, gut vermischen und 15 Minuten ziehen lassen – nach einigen Minuten nochmals wenden.

● Für das Gemüse-Curry den Kürbis vierteln, die Kerne entfernen und das Fruchtfleisch in 2 cm große Würfel schneiden. Den Rosenkohl waschen, putzen und halbieren. Ingwer, Zwiebel und Knoblauch schälen und fein hacken.

● Die Chili entkernen und in feine, längliche Streifen schneiden. Die Zitrone heiß waschen, abtrocknen und mit einem Schäler einen 4 cm langen Streifen von der Schale abschälen.

● Die Hälfte des Kokosöls in einer Pfanne erhitzen und Zwiebel und Knoblauch darin bei mittlerer Hitze anschwitzen. Chili, Ingwer und die Gewürze dazugeben und 1 Minute lang mit anbraten. Mit Kokosmilch und Brühe ablöschen.

● Rosenkohl, Kürbis und Zitronenschale hinzufügen und dann nochmals aufkochen und im geschlossenen Topf 15 Minuten bei mittlerer Hitze köcheln lassen. Mit Salz und Pfeffer abschmecken.

● In der Zwischenzeit den Konjac-Reis durch ein Sieb abgießen und unter fließendem Wasser gründlich spülen. Den frischen Koriander kalt abbrausen, trockenschütteln, die Blättchen und feinen Stiele abzupfen und fein hacken.

● Den Rest des Kokosöls in einer Pfanne erhitzen. Den Tofu aus der Marinade nehmen und unter gelegentlichem Wenden ca. 8 Minuten bei mittlerer bis hoher Hitze kräftig anbraten, bis er goldbraun und knusprig ist.

● Nun den Konjac-Reis zusammen mit der restlichen Marinade in derselben Pfanne 2 Minuten lang scharf anbraten. Den Konjac-Reis in einer hübschen Schale anrichten, das Curry und den Tofu darübergeben, das Gericht mit frischem Koriander vollenden.

Nährwerte

F 52,5 g • KH 13,4 g • EW 17,1 g • 602 kcal

Tofu-Gemüse-Spieße mit Rosmarindip

Für 1 Portion • 25 Min. + 15 Min. Marinierzeit

125 g Tofu, natur • ½ Zucchini (125 g) • 6 Kirschtomaten • 1 Zweig frischer Thymian • 1 Zweig frischer Oregano • 2 EL Olivenöl • 1 EL Tamari-Sauce • 1 Knoblauchzehe • 2 Zweige frischer Rosmarin • 50 g Sojasauerrahm • 50 g Sojajoghurt • schwarzer Pfeffer • 1 EL Kokosöl • Natursalz • schwarzer Pfeffer • außerdem: 2 Holzspieße

- Tofu in 8 größere Würfel schneiden und Zucchini in 6 dickere Scheiben. Zusammen mit den Kirschtomaten gleichmäßig auf den Spießen verteilen.

- Thymian und Oregano kalt abbrausen, trockenschütteln und die Blättchen abzupfen. Kräuter mit Olivenöl und Tamari-Sauce verrühren. Knoblauch dazupressen und die Spieße mit der Marinade gut einpinseln und 15 Minuten ziehen lassen.

- Rosmarinblättchen abzupfen und fein hacken, mit Sojasauerrahm und mit Sojajoghurt verrühren und mit Salz und Pfeffer abschmecken.

- Kokosöl in einer Pfanne erhitzen und die Spieße darin von allen Seiten her anbraten. Auf einem Teller anrichten, den Dip dazu servieren und mit frischen Kräutern vollenden.

Tipp Dieses Gericht eignet sich auch sehr gut zum Grillen im Sommer!

Nährwerte

F 48,9 g • KH 6,2 g • EW 14,0 g • 523 kcal

Griechisches Ofengemüse mit Halloumi

Für 1 Portion • 30 Min.

¼ Bund frischer Dill (alternativ 1 TL getrockneter Dill) • 1 TL getrockneter Oregano • Natursalz • schwarzer Pfeffer • 2 EL Olivenöl • 75 g Aubergine • ½ Zucchini (125 g) • ½ gelbe oder rote Paprika (60 g) • 3 Kirschtomaten • ½ rote Zwiebel (25 g) • 1 EL Kokosöl • 100 g Halloumi (aus Ziegen- und Schafmilch)

- Den Backofen auf 200 °C vorheizen. Den Dill kalt abbrausen, trockenschütteln, fein hacken und die Hälfte für die Garnitur zur Seite stellen. Den Rest in einer Schüssel mit Oregano, Salz, Pfeffer und Olivenöl zu einer Marinade verrühren.

- Aubergine und Zucchini in etwa 1½ cm dicke Scheiben schneiden. Die Paprika halbieren, entkernen und die Hälften in etwa 2 cm breite Streifen schneiden. Die Kirschtomaten halbieren. Die Zwiebel in Halbringe schneiden. Das Gemüse in die Marinade geben und gründlich vermischen.

- Eine Ofenform mit Backpapier auslegen, das marinierte Gemüse hineinfüllen und für 20 – 25 Minuten bei Ober- und Unterhitze in den Ofen stellen.

- In der Zwischenzeit das Kokosöl in der Pfanne erhitzen und den Halloumi von beiden Seiten goldbraun braten. Das Ofengemüse zusammen mit dem Halloumi auf einem Teller anrichten und mit frischem Dill vollenden.

Nährwerte

F 55,9 g • KH 10,4 g • EW 24,2 g • 643 kcal

» Tofu-Gemüse-Spieße mit Rosmarindip

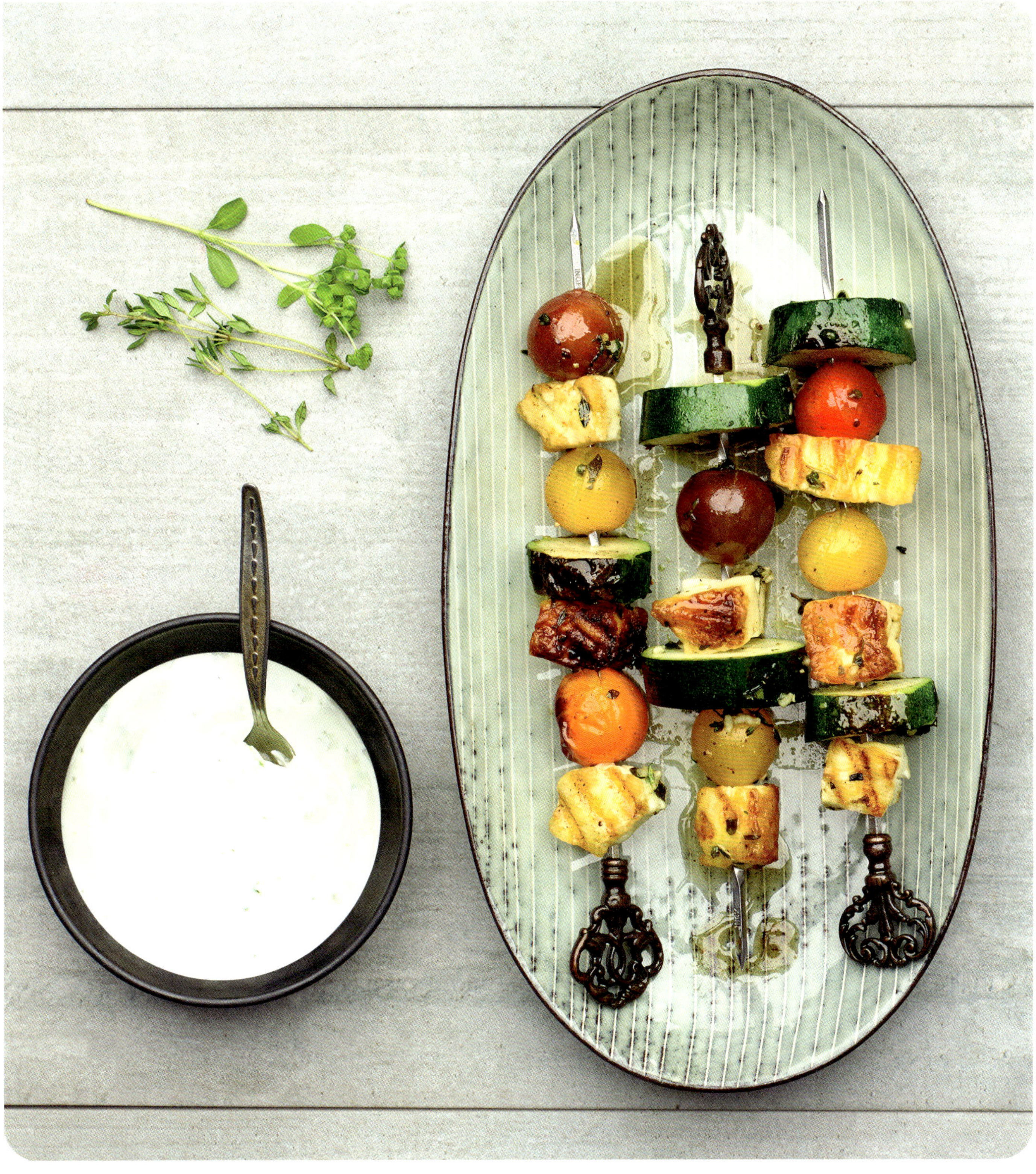

Auberginen-Caponata mit Mandel-Cremepolenta

Für 1 Portion • 35 Min.

Für die Caponata:
- ½ Aubergine (150 g)
- Natursalz
- 120 g geschälte Tomaten (aus dem Glas)
- ½ Zwiebel (25 g)
- 1 Knoblauchzehe
- 1 EL schwarze Oliven (ohne Stein)
- 1 TL Kapern
- 1 EL Zedernkerne
- 1 EL Kokosöl
- 1 TL Tomatenmark
- schwarzer Pfeffer
- ¼ Bund frisches Basilikum

Für die Mandel-Cremepolenta:
- 100 ml Basenbrühe
- 3 EL Mandeldrink
- 50 g geriebene Mandeln
- 1 TL Kartoffelfasern
- Muskatnuss
- Natursalz

● Die Aubergine zuerst horizontal in 1½ cm dicke Scheiben und dann in Würfel schneiden. Gut salzen und in einem Sieb etwa 20 Minuten ziehen lassen.

● Die Tomate grob zerkleinern. Zwiebel und Knoblauch schälen und fein hacken. Oliven und Kapern grob hacken.

● Eine Pfanne erhitzen und die Zedernkerne ohne Fett darin goldbraun anrösten und dann zur Seite stellen.

● Dann Kokosöl in der Pfanne erhitzen. Die Auberginenwürfel ausdrücken und in der Pfanne 10 Minuten unter Rühren von allen Seiten anbraten. Zwiebel, Knoblauch und Tomatenmark zugeben und weitere 5 Minuten braten.

● Die Tomatenstücke mit dem Saft, Oliven und Kapern unterrühren und zugedeckt nochmals 10 Minuten garen. Bei Bedarf etwas Wasser zugeben und mit Salz und Pfeffer abschmecken.

● Für die Polenta die Basenbrühe mit Mandeldrink in einem Topf zum Sieden bringen und die geriebenen Mandeln und die Kartoffelfasern unter Rühren einrieseln lassen. Konstant weiterrühren und bei niedriger Hitze 3–4 Minuten köcheln lassen. Von der Hitze nehmen, mit Muskatnuss und Salz abschmecken und 5 Minuten zugedeckt stehen lassen.

● Basilikum kalt abbrausen, trockenschütteln, die Blättchen und feinen Stiel abzupfen und grob hacken.

● Die Caponata zusammen mit der Polenta auf einem Teller anrichten und mit frischem Basilikum und den gerösteten Zederkernen vollenden.

Nährwerte
F 49,8 g • KH 16,9 g • EW 17,7 g • 604 kcal

Rotkohl mit Tempeh und falschen Kartoffeln

Für 1 Portion • 45 Min.

- ¼ Rotkohl (200 g)
- ½ Bio-Orange
- 50 ml Apfelessig
- 1 Msp. Gewürznelkenpulver
- 1 Msp. Zimtpulver
- 1 Msp. gemahlener Koriander
- ½ rote Zwiebel (25 g)
- 50 ml Rotwein
- 2 EL Butterschmalz (Ghee)
- 50 ml Basenbrühe
- 1 Lorbeerblatt
- Natursalz
- schwarzer Pfeffer
- optional: 1 TL Ketosüß (Bio-Erythrit)
- 1 Kohlrabi (200 g)
- 100 g Tempeh (Soja oder Lupine)
- 2 EL Kokosöl
- Natursalz
- schwarzer Pfeffer
- ½ TL Kurkumapulver
- frische Petersilie

● Vom Rotkohl die äußeren Blätter entfernen, den Kopf längs vierteln, den Strunk entfernen und mit einer Küchenreibe in feine Streifen hobeln.

● Die Orange heiß abwaschen, abtrocken und 1 TL von der Schale abreiben. Rotkohl in einer großen Schüssel mit Apfelessig vermischen und mit Nelken, Zimt und Koriander würzen.

● Die Zwiebel schälen, halbieren und in feine Halbringe schneiden. Butterschmalz in einem Topf erhitzen und die Zwiebel darin 5 Minuten glasig anschwitzen. Den marinierten Rotkohl zugeben und mit Rotwein und Basenbrühe ablöschen.

● Das Lorbeerblatt und den Orangenschalenabrieb hinzufügen. Bei mittlerer Hitze zugedeckt 30 Minuten dünsten (der Rotkohl sollte noch etwas Biss haben), dabei ab und zu umrühren. Bei Bedarf etwas Basenbrühe nachgießen. Das Lorbeerblatt entfernen und mit Salz, Pfeffer und Erythrit abschmecken.

● In der Zwischenzeit den Kohlrabi schälen und in 2 cm große Würfel schneiden. Im Dampfgarer oder in einem Topf mit Dämpfeinsatz 10–12 Minuten dämpfen.

● Den Lupinentempeh ebenso in 2 cm große Würfel schneiden. Die Hälfte vom Kokosöl in einer Pfanne erhitzen und den Tempeh darin 5–7 Minuten von allen Seiten goldbraun anbraten. Die Tempehwürfel herausnehmen und zur Seite stellen. Das übrige Kokosöl in der Pfanne erhitzen und die vorgegarten Kohlrabiwürfel zugeben, mit Salz, Pfeffer und Kurkuma würzen und 5–7 Minuten scharf anbraten.

● Die frische Petersilie kalt abbrausen, trockenschütteln, die Blättchen und feinen Stiele abzupfen und fein hacken. Den Rotkohl auf einem Teller anrichten, die Tempeh- und Kohlrabiwürfel dazugeben und mit der Petersilie vollenden.

Nährwerte

F 47,3 g • KH 19,5 g • EW 24,9 g • 639 kcal

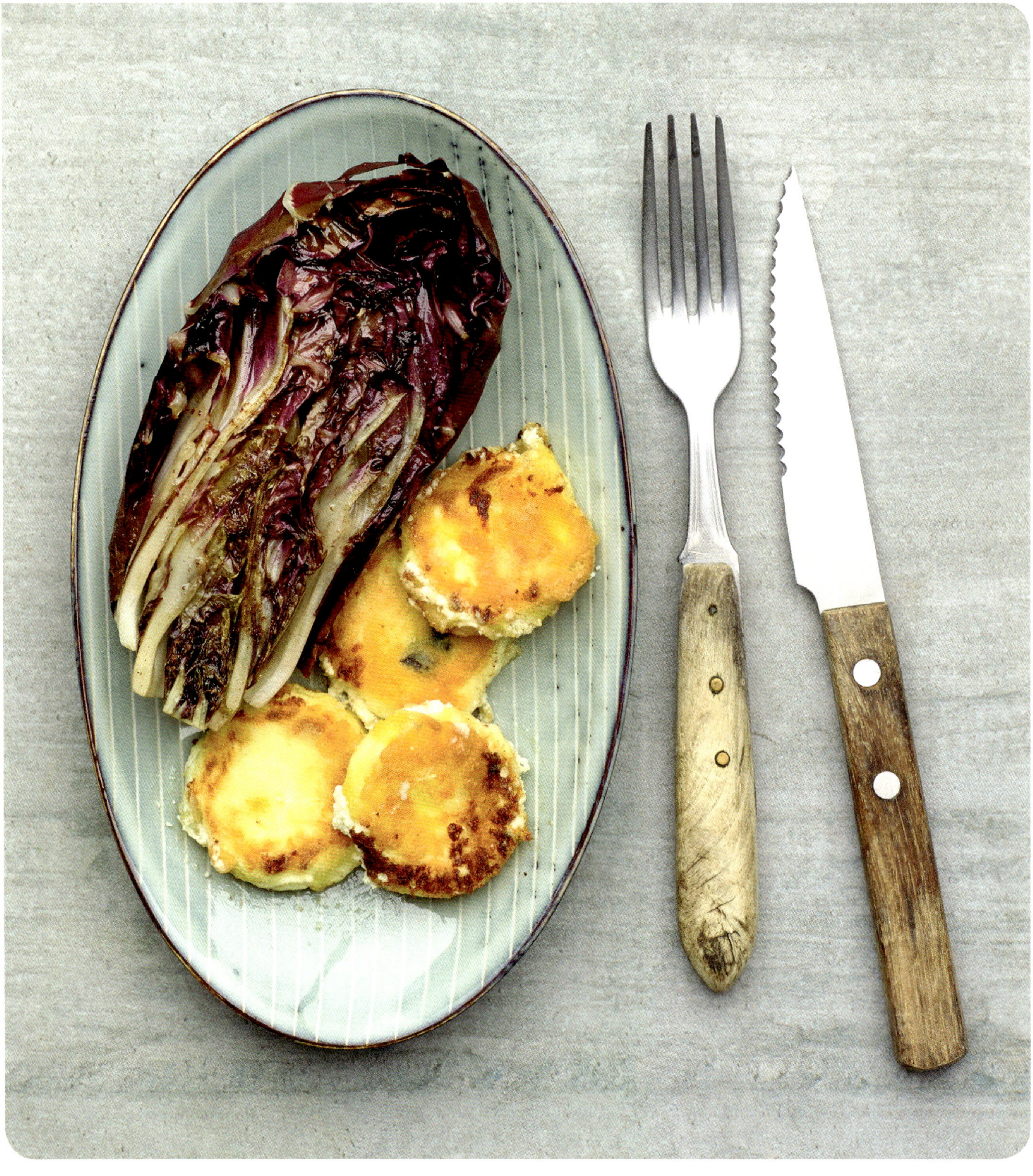

Radicchio-Filets mit gebratenem Ziegenkäse

Für 1 Portion • 15 Min.

½ Kopf Radicchio (125 g) • 2 Ziegenkäsetaler (80 g) • 1 Ei • Natursalz • schwarzer Pfeffer • 1 EL Mandelmehl • 2 EL Kokosöl • 3 EL Basenbrühe (30 ml) • 1 EL Olivenöl • 1 EL schwarze Oliven

- Radicchio längs halbieren und den Strunk so entfernen, dass die Blätter noch zusammenhalten.

- Ziegenkäsetaler horizontal halbieren. Das Ei verquirlen und mit Salz und Pfeffer würzen. Mandelmehl auf einen Teller geben. Den Käse zuerst in Mehl, dann in Ei und danach nochmals in Mehl wenden. Die Hälfte des Kokosöls in einer Pfanne erhitzen und die Käsetaler von beiden Seiten 5 Minuten anbraten, bis sie goldbraun sind.

- In einer zweiten Pfanne das restliche Kokosöl erhitzen, die Radicchio-Filets 2 Minuten bei mittlerer Hitze anbraten und mit Basenbrühe ablöschen. Die Hitze abstellen, die Pfanne zudecken und den Radicchio noch für weitere 5 Minuten gar ziehen lassen.

- Die Käsetaler zusammen mit den Radicchio-Filets anrichten und mit ein paar schwarzen Oliven und etwas Olivenöl vollenden.

Nährwerte
F 58,6 g • KH 6,8 g • EW 28,7 g • 665 kcal

« Radicchio-Filets mit gebratenem Ziegenkäse

Tofu in Sesamkruste mit Kokos-Karotten-Stampf

Für 1 Portion • 20 Min. + 15 Min. Marinierzeit

100 g Tofu, natur • 1 EL Sesamöl • 1 EL Tamari-Sauce • 1 EL Zitronensaft • 1 Msp. gemahlenen Kreuzkümmel • 1 Knoblauchzehe • 150 g Karotten • ½ Zwiebel (25 g) • 2 TL Kokosöl • 75 ml Kokosmilch • 10 g weißer Sesam • 10 g schwarzer Sesam • 1 Msp. gemahlener Koriander • 1 Msp. Kreuzkümmel • 1 EL Kokosrapseln • Natursalz • schwarzer Pfeffer • frischer Koriander, gehackt

- Tofu horizontal in 2 dünne Scheiben schneiden. Sesamöl, Tamari, Zitronensaft und Kreuzkümmel vermischen, Knoblauch dazupressen und Tofu darin mindestens 15 Minuten marinieren. Karotten längs halbieren und in Scheiben schneiden. Zwiebel fein würfeln und in 1 TL Kokosöl leicht anschwitzen. Karottenstücke zugeben und 5 Minuten scharf anbraten. Mit Kokosmilch ablöschen und zugedeckt 12 – 15 Minuten lang gar kochen.

- Weißen und schwarzen Sesam jeweils in einen Teller geben. Zuerst eine Seite des Tofus fest in den weißen und dann die andere Seite fest in den schwarzen Sesam pressen. 1 TL Kokosöl erhitzen und den Tofu darin von beiden Seiten bei mittlerer Hitze jeweils für 3 – 5 Minuten goldbraun anbraten.

- Karotten mit der Kokosmilch grob zerstampfen, Kreuzkümmel- und Korianderpulver und die Kokosraspeln unterheben und mit Salz und Pfeffer abschmecken. Tofu mit dem Karottenstampf anrichten und mit Koriander vollenden.

Nährwerte
F 60,2 g • KH 14,9 g • EW 21,8 g • 693 kcal

Zweierlei Brokkoli mit Chili-Limetten-Steak

Für 1 Portion • 30 Min. + Marinierzeit

Für das Steak:
- 1 EL Weißweinessig
- 1 EL Limettensaft
- ½ TL Paprikapulver, geräuchert
- ½ TL Chilipulver
- 1 Msp. Kreuzkümmelpulver
- Natursalz
- getrockneter Thymian
- schwarzer Pfeffer
- rote Paprikaflocken
- 1 Knoblauchzehe
- 100 g Flank-Steak
- 1 EL Kokosöl

Für den Brokkoli:
- 200 g Brokkoli
- 35 g Knollensellerie
- ½ rote Zwiebel (25 g)
- 1 EL Kokosöl
- 1 EL geschälte Hanfsamen
- 2 EL Hanföl
- 1 TL Limettensaft
- ½ TL bunte Pfefferkörner
- 2 Zweige frischer Thymian
- Chiliflocken

● In einem Behältnis, das groß genug ist, damit das Steak flach darin liegen kann, alle Zutaten für die Marinade vermischen. Den Knoblauch schälen und dazupressen. Das Steak in die Marinade legen und einige Male wenden, um sicherzustellen, dass die Oberfläche bedeckt ist. Abdecken und für mindestens 2 und bis zu 8 Stunden in den Kühlschrank stellen.

● Die Brokkoliröschen vom Strunk lösen. Falls sie zu groß sind, diese teilen oder dritteln. Den Brokkolistrunk und die Sellerieknolle schälen und würfeln. Beides im Dampfgarer oder in einem Topf mit Dämpfeinsatz bissfest garen. Die Zwiebel schälen, halbieren und in Halbringe schneiden. Den gegarten Brokkoli zur Seite stellen.

● Kokosöl im Topf erhitzen und die Zwiebel darin 5 Minuten anschwitzen. Die Brokkoliröschen zugeben und nochmals 3 – 4 Minuten braten.

● Kokosöl in der Pfanne sehr hoch (über 180 °C) erhitzen. Das Steak aus der Marinade nehmen und Reste davon abstreifen. Bei 2 cm Dicke von jeder Seite 2 – 3 Minuten (Medium-Garstufe) braten. Für jeden Zentimeter, den das Steak dicker ist, 1 Minute pro Seite dazuaddieren. Das fertige Steak 2 – 3 Minuten ruhen lassen.

● Die Würfel von Sellerie und Brokkolistrunk in einen Mixbehälter geben und zusammen mit geschälten Hanfsamen, Hanföl, Limettensaft und Pfefferkörnern glatt pürieren.

● Das Steak in 1 cm dicke Scheiben diagonal zur Faser schneiden. Zusammen mit den Brokkoliröschen und der Brokkolicreme auf dem Teller anrichten und mit dem frischen Thymian und ein paar Chiliflocken vollenden.

Nährwerte

F 54,6 g • KH 7,3 g • EW 30,4 g • 647 kcal

Wiener Eierschwammerl-Gulasch mit Muffinknödel

Für 1 Portion • 50 Min.

Für die Muffinknödel:

- 1 Ei
- 1 EL Olivenöl
- 2 EL Mandelmehl
- 1 EL Kokosmehl
- 1 EL Lupinenmehl
- ½ TL Weinsteinbackpulver
- 1 EL Mandeldrink
- 2 EL Mineralwasser
- ¼ Bund frische Petersilie
- ½ TL Knoblauchpulver
- ½ Zwiebelpulver
- Natursalz
- schwarzer Pfeffer
- außerdem: Muffin-Backformen
- 1 EL Olivenöl

Für das Gulasch:

- 150 g Eierschwammerl (Pfifferlinge)
- ½ Zwiebel (25 g)
- 1 EL Butterschmalz (Ghee)
- 1 TL Paprikapulver, edelsüß
- 1 TL Apfelessig
- 75 ml Basenbrühe
- 1 EL Schaf- oder Ziegenfrischkäse
- 1 TL Kartoffelfasern
- ¼ Bund frische Petersilie
- Natursalz
- schwarzer Pfeffer

● Den Backofen auf 180 °C vorheizen. Für die Muffinknödel Ei und Olivenöl mit einer Gabel verquirlen. Mehle und Weinsteinbackpulver einrühren und anschließend Mandeldrink und Mineralwasser zugeben.

● Die Petersilie kalt abbrausen, trockenschütteln, die Blättchen und feinen Stiele abzupfen und fein hacken. Die Hälfte in die Knödelmasse untermengen und den Rest für das Gulasch zur Seite stellen. Knödelmasse mit Zwiebel- und Knoblauchpulver kräftig würzen und mit Salz und Pfeffer abschmecken.

● Die Muffin-Backformen mit Olivenöl ausstreichen und die Masse gleichmäßig darin verteilen und bei Ober-/Unterhitze 25 Minuten in den Backofen stellen. Alternativ auf höchster Stufe für 7 Minuten in der Mikrowelle garen.

● Für das Gulasch die Eierschwammerl (Pfifferlinge) säubern und größere Pilze in mundgerechte Stücke halbieren oder vierteln. Die Zwiebel schälen und fein würfeln. Butterschmalz in einer Pfanne erhitzen und die Zwiebel darin 5 Minuten glasig anschwitzen.

● Paprikapulver unterrühren und mit Essig und Basenbrühe ablöschen. Zugedeckt bei mittlerer Hitze 8 – 10 Minuten köcheln lassen. Die Pilze zugeben und weitere 15 Minuten unter gelegentlichem Rühren (bissfest) garen. Sollte das Gulasch zu sehr eindicken, etwas Basenbrühe zugeben.

● Frischkäse und Kartoffelfasern einrühren. Die restliche Petersilie unterheben und mit Salz und Pfeffer abschmecken.

● Die Muffinformen aus dem Backofen nehmen und abkühlen lassen. Die fertigen Knödel aus der Form stürzen, in der Mitte durchschneiden und zusammen mit dem Gulasch auf einem Teller anrichten. Mit frischer Petersilie vollenden.

Nährwerte

F 45,9 g • KH 7,8 g • EW 30,1 g • 587 kcal

ABENDESSEN

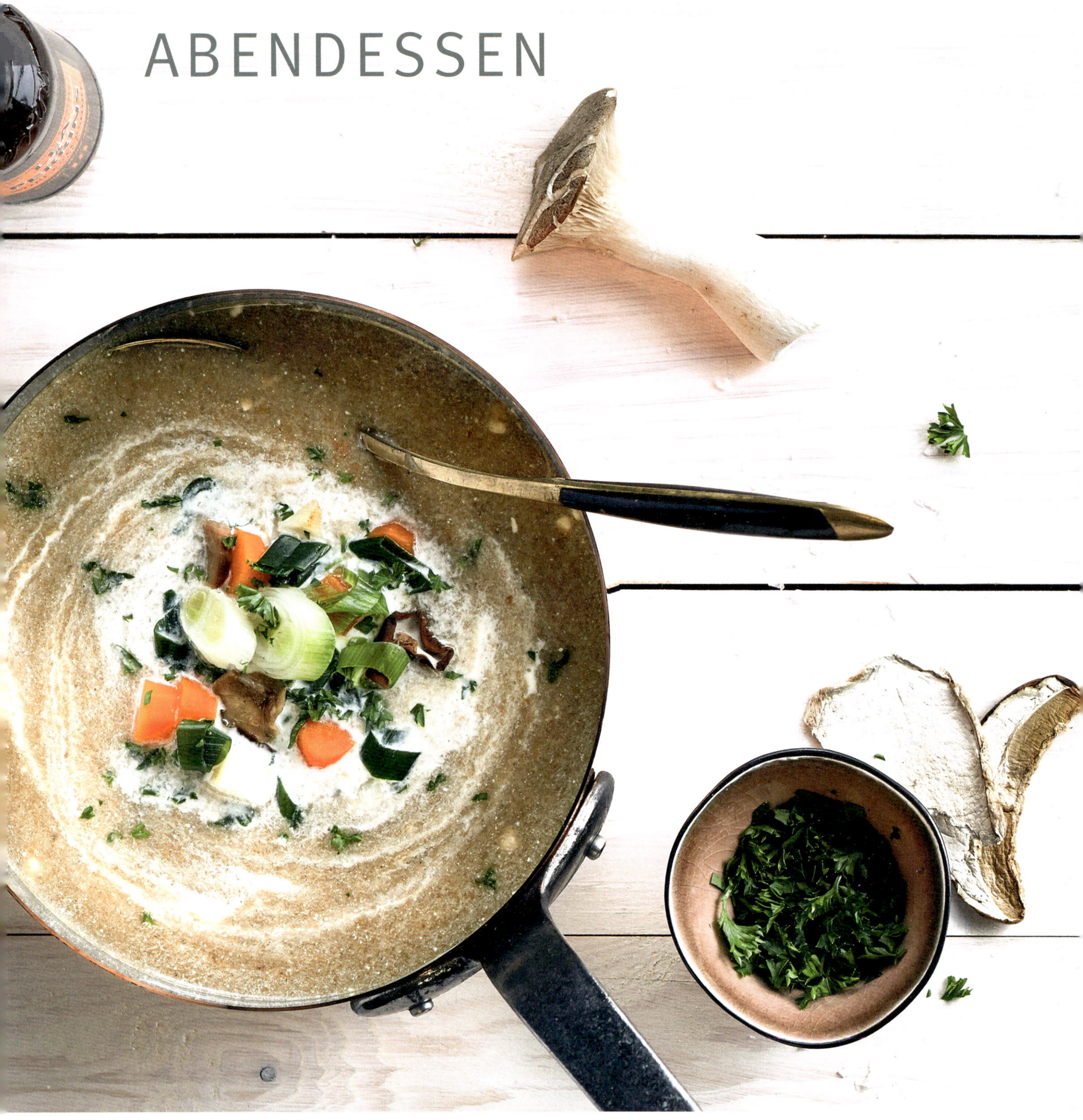

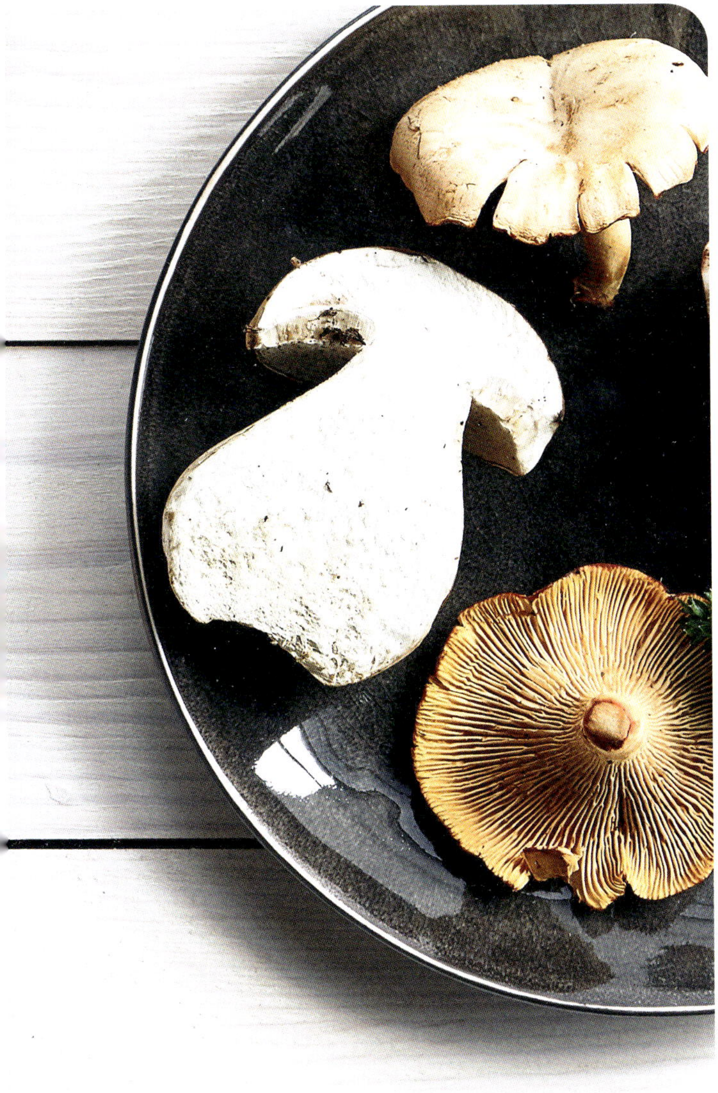

Für das Abendessen finden Sie hier verschiedene Rezeptvorschläge. Mit einigen der Frühstücksvarianten bzw. Broten und Aufstrichen können Sie zudem noch Ihre Vielfalt an Abendmahlzeit erweitern. Zu Mittag etwas mehr zuzubereiten und am Abend dann den Rest zu verzehren ist im Berufsalltag auch immer eine gute Option.

Eine Abendmahlzeit können, müssen Sie aber nicht einnehmen. Häufig entsteht mit zwei ketogenen Mahlzeiten im Laufe des Tages ein so gutes und zufriedenstellendes Sättigungsgefühl, dass Sie am Abend kein Bedürfnis mehr nach einer vollen Mahlzeit verspüren. Dann nehmen Sie am besten nur noch eine Kleinigkeit zu sich. Auch mit einer einfachen Gemüsebrühe oder einem Keto-Heißgetränk stellt sich vielleicht schon ein zufriedenes Gefühl ein.

Ist Ihre Zielsetzung Gewichtsreduktion? Dann ist es ratsam, Ihre nächtliche Essenspause so weit wie möglich auszudehnen. Essen Sie Ihr Abendessen nicht zu spät, reduzieren Sie dabei die Kalorien-, also Fettmenge so weit wie möglich. Und lassen Sie das Abendessen gelegentlich mal komplett ausfallen – oder ersetzen Sie es durch eine Gemüsebrühe.

« Feine Waldpilz-Suppe, S. 110

Feine Waldpilz-Suppe

Für 1 Portion • 40 Min.

¼ Karotte (25 g) • ¼ Stange Lauch (25 g) • 25 g Sellerieknolle • 25 g Petersilienwurzel • 250 ml Basenbrühe • ½ rote Zwiebel (25 g) • 75 g Waldpilze • 1 TL getrocknete Steinpilze • ½ TL Kreuzkümmel • ½ TL getrockneter Thymian • 1 Lorbeerblatt • Natursalz • schwarzer Pfeffer • 2 EL Olivenöl • 35 g Ziegen-Gervais • ¼ Bund Petersilie, gehackt • optional: Trüffelöl

- Suppengemüse klein schneiden und mit der Basenbrühe zum Kochen bringen und zugedeckt 15–20 Minuten köcheln lassen.

- Pilze säubern, Zwiebel schälen und beides grob schneiden. Das gekochte Suppengemüse abseihen und zur Seite stellen. Die Suppenbrühe im Topf lassen und nun Pilze, Zwiebel und die Gewürze zugeben und weitere 15–20 Minuten köcheln lassen.

- Olivenöl zugeben und die Suppe mit einem Stabmixer pürieren. Den Ziegen-Gervais unterrühren und das Suppengemüse aus dem Sieb wieder zurück in den Topf geben. Die Hälfte der Petersilie unterrühren und mit Salz und Pfeffer abschmecken.

- Die Suppe in einem tiefen Teller anrichten, mit der restlichen frischen Petersilie verfeinern und nach Belieben mit ein paar Tropfen Trüffelöl vollenden.

Nährwerte

F 30,8 g • KH 6,8 g • EW 9,1 g • 340 kcal

Indische Blumenkohlsuppe

Für 1 Portion • 15 Min.

1 Handvoll Blumenkohl (150 g) • ½ Zwiebel (20 g) • 1 cm Ingwerknolle • 1 EL Kokosöl • ½ TL Garam-Masala • 200–250 ml Basenbrühe • 50 g Sellerieknolle • 1 EL Kokosöl • 1 Msp. Korianderpulver • Natursalz • schwarzer Pfeffer • 1 Bio-Zitrone • 1 EL weißes Mandelmus • 1 EL gekochte Belugalinsen (20 g) • frische Petersilie, gehackt

- Blumenkohl in Stücke zerteilen. Zwiebel grob würfeln. Ingwer schälen und fein hacken. Kokosöl in einem Topf erhitzen und die Zwiebel darin bei mittlerer Hitze 2 Minuten anschwitzen. Blumenkohl, Ingwer und das Garam-Masala dazugeben und unter Rühren 2 Minuten mit anbraten.

- Mit der Basenbrühe ablöschen, alles aufkochen und zugedeckt 10 Minuten bei mittlerer Hitze köcheln lassen. Sellerie schälen und klein würfeln. Die Zitrone heiß abwaschen, abtrocknen und ½ TL Zitronenschale fein abreiben.

- Sellerie in Kokosöl 5 Minuten anbraten, mit Korianderpulver, Salz und Pfeffer würzen, etwas Zitronensaft zugeben.

- Mandelmus in die Suppe einrühren und fein pürieren. Den Zitronenschalenabrieb unterrühren und mit Salz und Pfeffer abschmecken. Die Suppe in eine hübsche Schale geben, Selleriewürfel und Belugalinsen darauf verteilen und mit etwas frischer Petersilie vollenden.

Nährwerte

F 30,1 g • KH 14,5 g • EW 12,8 g • 391 kcal

Gespickte Fächerzucchini

Für 1 Portion • 10 Min.

1 Zucchini (250 g) • 50 g Hamburger-Speckstreifen (alternativ Räuchertofu) • ½ Zwiebel (25 g) • 50 g Tomatenpassata • 1 EL Tomatenmark • 2 EL Olivenöl • ½ TL getrockneter Oregano • ½ TL getrockneter Thymian • Natursalz • schwarzer Pfeffer • 1 Knoblauchzehe • 35 g Pecorino • ¼ Kästchen Kresse

- Den Backofen auf 180 °C vorheizen. Enden der Zucchini wegschneiden und sie in der Mitte teilen und in jede Hälfte im Abstand von 1½ cm tiefe Schnitte setzen. Die Speckstreifen in etwa 4 cm lange und 3 cm breite Stücke schneiden. Die Zwiebel schälen, halbieren und in Halbringe schneiden.

- Eine Auflaufform mit Backpapier auslegen und die Zucchini hineingeben. Den Speck abwechselnd mit den Zwiebelringen in die Schlitze der Zucchini stecken.

- Tomatenpassata und -mark mit Olivenöl, Oregano und Thymian verrühren. Den Knoblauch dazupressen. Die Sauce mit Salz und Pfeffer abschmecken und gleichmäßig auf den gespickten Zucchinihälften verteilen. In den Backofen stellen und bei Umluft 20 Minuten backen.

- Die Form aus dem Ofen nehmen. Den Pecorino gleichmäßig über die Zucchinihälften reiben und alles nochmals für 10 Minuten in den Backofen stellen, bis der Käse eine goldgelbe Kruste bekommt. Die gespickten Fächerzucchini auf einem Teller anrichten und mit frischer Kresse vollenden.

Nährwerte

F 45,6 g • KH 9,5 g • EW 16,3 g • 514 kcal

Sellerie-Pommes mit Mojo rojo

Für 1 Portion • 40 Min.

200 g Knollensellerie (geschält) • 3 EL Olivenöl • Natursalz • schwarzer Pfeffer • Paprikapulver • ½ rote Spitzpaprika (60 g) • 1 Knoblauchzehe • 1 kleine getrocknete Chilischote (alternativ Chiliflocken) • 1 EL Tomatenmark • ½ TL Paprikapulver, edelsüß • 1 Msp. Kreuzkümmelpulver • 1 TL Rotweinessig • 1 EL Olivenöl

- Den Backofen auf 175 °C vorheizen. Sellerie in Pommes-Form schneiden und zusammen mit Olivenöl, Salz, Pfeffer, Paprikapulver in eine Schüssel geben und gründlich vermischen.

- Ein Backblech mit Backpapier ausgelegen und den marinierten Sellerie darauf verteilen. In den Backofen stellen und etwa 25–30 Minuten bei 175 °C Umluft backen.

- Für die rote Mojo Paprika grob würfeln. Knoblauch schälen und Chili grob zerkleinern. Paprika, Knoblauch, Chili, Tomatenmark, Paprikapulver, Kreuzkümmel, Essig und Öl pürieren. Kräftig mit Salz und Pfeffer abschmecken. Die Sellerie-Fritten zusammen mit der Mojo rojo anrichten.

Nährwerte

F 50,7 g • KH 4,0 g • EW 6,9 g • 502 kcal

Sommerlich frische Gazpacho

Für 1 Portion • 15 Min. + 1 Std. Kühlzeit

200 g sonnengereifte Strauchtomaten • ¼ Zwiebel (15 g) • ¼ rote Paprika (25 g) • ¼ Salatgurke (40 g) • ½ Knoblauchzehe • 1 Scheibe italienisches Landbrot (30 g, S. 140) • 1 EL Weinessig • 1 EL Zitronensaft • Chiliflocken • Natursalz • schwarzer Pfeffer • 2 EL Olivenöl • optional: Ziegen-Gervais • frische Minze

- Das Gemüse grob in Stücke schneiden (die Tomaten brauchen nicht geschält zu werden). Das Brot grob würfeln. Alle Gemüse zusammen mit dem Brot auf höchster Stufe 2 Minuten pürieren. Essig, Zitronensaft und nach Wunsch Chiliflocken zugeben. Sollte die Konsistenz zu dick sein, dann mit kalter Basenbrühe verdünnen.

- Zuletzt das Olivenöl zugeben und nochmals 1 Minute pürieren. Die Gazpacho sollte eine cremige, komplett homogene Konsistenz aufweisen. Abschließend im Kühlschrank 1 Stunde gut durchkühlen lassen.

- In einem tiefen Teller anrichten, mit etwas Ziegen-Gervais verfeinern und mit einem frischen Minzblatt vollenden. Am besten mit einer frisch getoasteten Scheibe italienischem Landbrot servieren. An heißen Tagen ein wahrer Hochgenuss!

Nährwerte

F 28,6 g • KH 8,6 g • EW 6,7 g • 316 kcal

Urige Kürbiskern-Rösti

Für 1 Portion • 30 Min.

½ Zucchini (125 g) • 1 Karotte (75 g) • ¼ Stange Lauch (25 g) • 50 g Knollensellerie • ¼ Bund Liebstöckel, gehackt • 1 Ei • 1 TL Mandelmehl • 1 TL getrockneter Majoran • Natursalz • schwarzer Pfeffer • 1 EL Kürbiskerne (10 g) • 25 g Pecorino am Stück • 25 g Hamburger-Speck, gewürfelt • 1 EL Kokosöl • 1 EL Schaf- oder Ziegengervais • 1 TL Kürbiskernöl

- Zucchini und geschälte Karotten grob reiben. Den Lauch der Länge nach halbieren und in Scheiben schneiden. Den Sellerie schälen und grob reiben. Alles mit dem gehackten Liebstöckel in eine Rührschüssel geben. Ei, Mehl, Majoran, Salz und Pfeffer hinzufügen und alles gut vermischen.

- Die Kürbiskerne in einer Pfanne bei mittlerer Hitze 3–4 Minuten anrösten. Den Pecorino reiben und zusammen mit den Kürbiskernen und dem klein gewürfelten Speck unter die Masse rühren.

- Das Kokosöl in einer Pfanne erhitzen. Je 1 leicht gehäuften Esslöffel Röstimasse in die Pfanne geben und flachdrücken. Die Rösti von jeder Seite 3–4 Minuten bei mittlerer Hitze braten. Falls nötig, die fertigen Rösti auf einem Teller im Backofen warmhalten.

- Die Rösti auf einem flachen Teller anrichten, den Gervais an die Seite platzieren und mit frischem Liebstöckel und ein paar Spritzern Kürbiskernöl vollenden.

Nährwerte

F 52,4 • KH 9,5 g • EW 24,2 g • 607 kcal

» Sommerlich frische Gazpacho

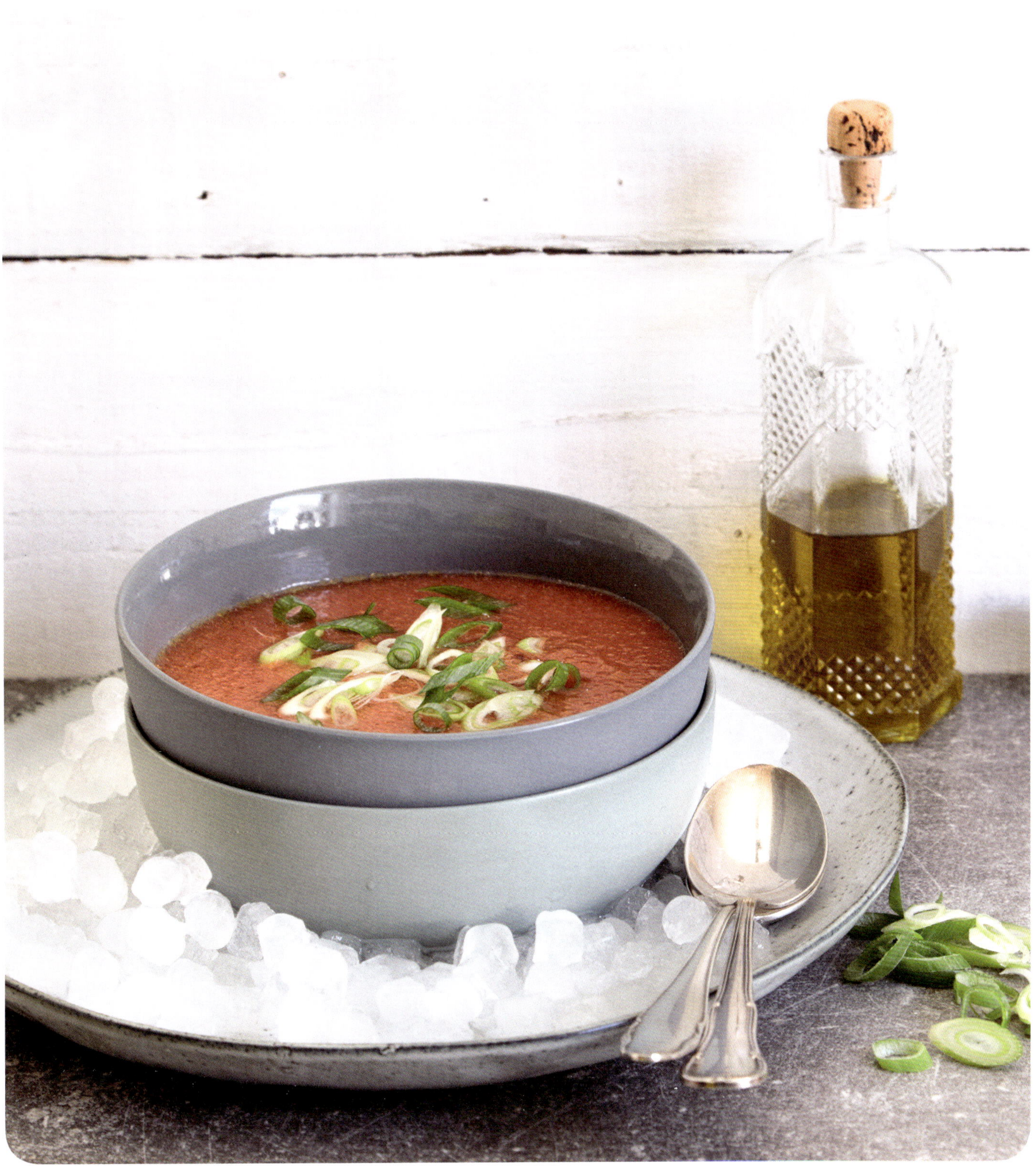

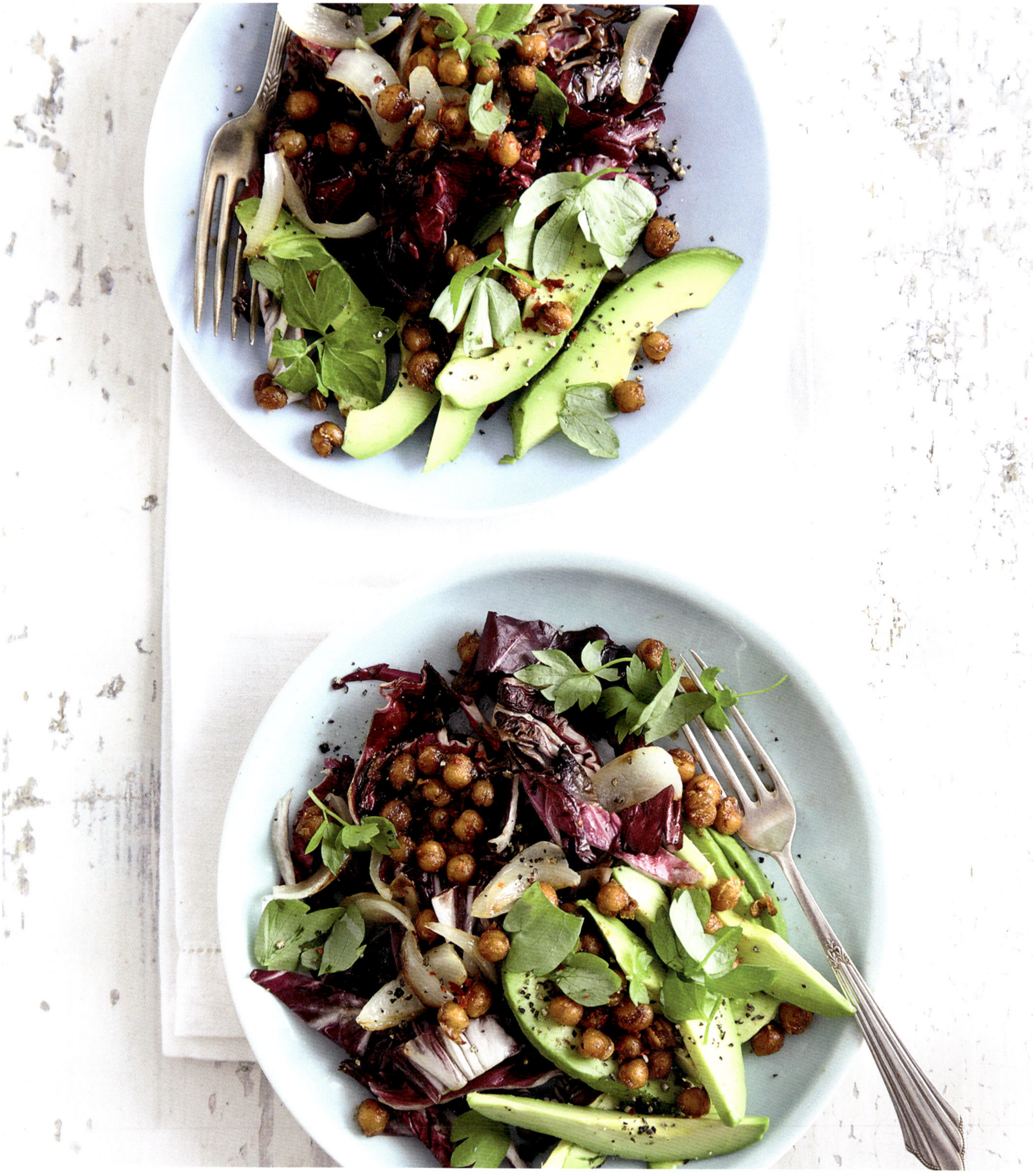

Avocado mit Tandoori-Kichererbsen

Für 1 Portion • 25 Min.

½ Radicchio (100 g) • ½ Zwiebel (20 g) • ½ Avocado (100 g) • 2 TL Kokosöl • 75 g gekochte Kichererbsen, abgetropft • Chiliflocken • ½ TL Paprikapulver, edelsüß • 1 TL Garam Masala (alternativ ein beliebiges Currypulver) • Natursalz • 1 TL Kokosöl • schwarzer Pfeffer • ¼ Bund frischer Liebstöckel, gehackt • ½ Limette

- Radicchio waschen, der Länge nach vierteln, vom Strunk befreien und in feine Streifen schneiden. Die Zwiebel schälen und achteln. Die Avocado halbieren, auslösen und in 5 mm dicke Streifen schneiden.

- In einer Pfanne 1 TL Kokosöl erhitzen, die Kichererbsen hinzufügen und bei hoher Hitze 5 Minuten scharf anbraten. Chiliflocken, Paprikapulver und Garam Masala unterrühren, mit Salz abschmecken und zur Seite stellen.

- 1 TL Kokosöl in einer Pfanne erhitzen und die Zwiebel darin glasig anschwitzen. Die Radicchio-Streifen zugeben und bei niedriger Hitze 5 Minuten braten. Mit Salz und Pfeffer abschmecken und ¾ vom gehackten Liebstöckel unterrühren.

- Radicchio-Zwiebeln zusammen mit den Avocado-Filets anrichten, Kichererbsen hinzufügen, mit etwas Limettensaft beträufeln und mit dem restlichen Liebstöckel vollenden.

Nährwerte

F 35,6 g • KH 15,6 g • EW 9,4 g • 421 kcal

Herzhaft mariniertes Sommergemüse

Für 1 Portion • 25 Min. + Ziehzeit

100 g Blumenkohl • 100 g Brokkoli • 1 Karotte (75 g) • ¼ Kohlrabi (100 g) • ½ rote Zwiebel (25 g) • 1 Knoblauchzehe • ½ TL Fenchelsamen • ½ TL Korianderpulver • 1 EL Zitronensaft • 1 Lorbeerblatt • Natursalz • schwarzer Pfeffer • 1 TL Balsamicoessig • 1 EL Butter • ¼ Bund frische Petersilie, gehackt

- Blumenkohl und Brokkoli in mittelgroße Röschen zerteilen. Die Karotte schälen und der Länge nach vierteln und quer dritteln. Den Kohlrabi schälen, in 1 cm dicke Scheiben und diese in 1 cm breite und 6 cm lange Stifte schneiden. Das Gemüse dämpfen.

- Zwiebel und Knoblauch schälen, die Zwiebel halbieren und in dünne Halbringe und den Knoblauch in dünne Scheiben schneiden.

- Die Fenchelsamen mahlen oder im Mörser zerstoßen und mit Korianderpulver, Zitronensaft, Lorbeerblatt, Zwiebel und Knoblauch in einem Topf zum Kochen bringen und 3 Minuten köcheln lassen.

- Den Sud vom Herd nehmen und Salz, Pfeffer, Balsamicoessig unterrühren. Das Gemüse zusammen mit der Butter in den Topf geben, Petersilie untermischen und alles gründlich umrühren. Mindestens 30 Minuten ziehen lassen, dabei ab und zu umrühren.

Nährwerte

F 20,8 g • KH 11,9 g • EW 8,1 g • 268 kcal

« Avocado mit Tandoori-Kichererbsen

Rosenkohlsuppe mit Pecorino-Bällchen

Für 1 Portion • 45 Min.

25 g Pecorino • 10 g Butter • 1 Eigelb • 1 EL Kartoffelfasern • 1 EL geriebene Mandeln • 100 g Rosenkohl • ¼ Stange Lauch (25 g) • 1 EL Butterschmalz (Ghee) • 250 ml Gemüsebrühe • Natursalz • schwarzer Pfeffer • Muskatnuss • 75 g Sojasauerrahm • Petersilie, gehackt

- Pecorino fein reiben und Butter, Eigelb, Kartoffelfasern und geriebene Mandeln zu einem glatten Teig verkneten, der gut formbar ist. Mit Salz und Pfeffer würzen und in einer abgedeckten Schale für 15 Minuten in das Gefrierfach stellen.

- Rosenkohl säubern und halbieren. Lauch längs halbieren und in Scheiben schneiden. Beides in einem Topf Butterschmalz 2 Minuten scharf anbraten. Mit der Gemüsebrühe ablöschen und zugedeckt 15 Minuten bei mittlerer Hitze köcheln lassen.

- Wenn der Rosenkohl gar ist, die Hälfte des Gemüses aus dem Topf nehmen und zur Seite stellen, den Rest pürieren. Das abgeseihte Gemüse zurück in den Topf geben und die Suppe mit Salz, Pfeffer und Muskatnuss abschmecken.

- Die Suppe von der Hitze nehmen und den Sojasauerrahm einrühren. Den gekühlten Teig zu etwa 2 cm großen Bällchen formen. Diese in die Suppe gleiten lassen und etwa 5 Minuten gar ziehen lassen. Die Suppe in einer hübschen Schale anrichten und mit der frischen Petersilie vollenden.

Nährwerte

F 55,3 g • KH 8,6 g • EW 17,9 g • 610 kcal

Mediterrane Fischsuppe

Für 1 Portion • 20 Min.

¼ Stange Lauch (25 g) • ¼ Fenchelknolle (40 g) • ¼ Stange Staudensellerie (30 g) • 1 Bio-Zitrone • 2 frische Thymianzweige • 3 EL Olivenöl • 200 – 250 ml Fischfond (alternativ Basenbrühe) • 1 Knoblauchzehe • 1 Lorbeerblatt • 2 Wacholderbeeren • 25 ml Weißwein • 75 g mediterranes Fischfilet • Natursalz • schwarzer Pfeffer

- Lauch, Fenchel und Staudensellerie in dünne Scheiben schneiden. Die Zitrone heiß waschen, abtrocknen und mit einem Schäler einen 4 cm langen Streifen abschälen. Von einem Thymianzweig die Blättchen abzupfen.

- Das Olivenöl in einem Topf erhitzen und darin Lauch, Fenchel und Sellerie bei mittlerer Hitze 2 Minuten anbraten. Mit Fischfond ablöschen und Knoblauchzehe, Lorbeerblatt, Wacholderbeeren, den Thymianzweig, die Zitronenschale und den Weißwein zugeben. Alles aufkochen und zugedeckt 5 Minuten köcheln lassen.

- Das Fischfilet in mundgerechte Stücke schneiden, in die Suppe geben und in etwa 7 – 8 Minuten garziehen lassen. Zitronenschale, Knoblauch und Lorbeerblatt entfernen.

- Die Suppe mit Salz, Pfeffer und Zitronensaft abschmecken, in einem tiefen Teller anrichten und mit frischem Thymian vollenden.

Nährwerte

F 22,1 g • KH 5,1 g • EW 16,8 g • 312 kcal

» Rosenkohlsuppe mit Pecorino-Bällchen

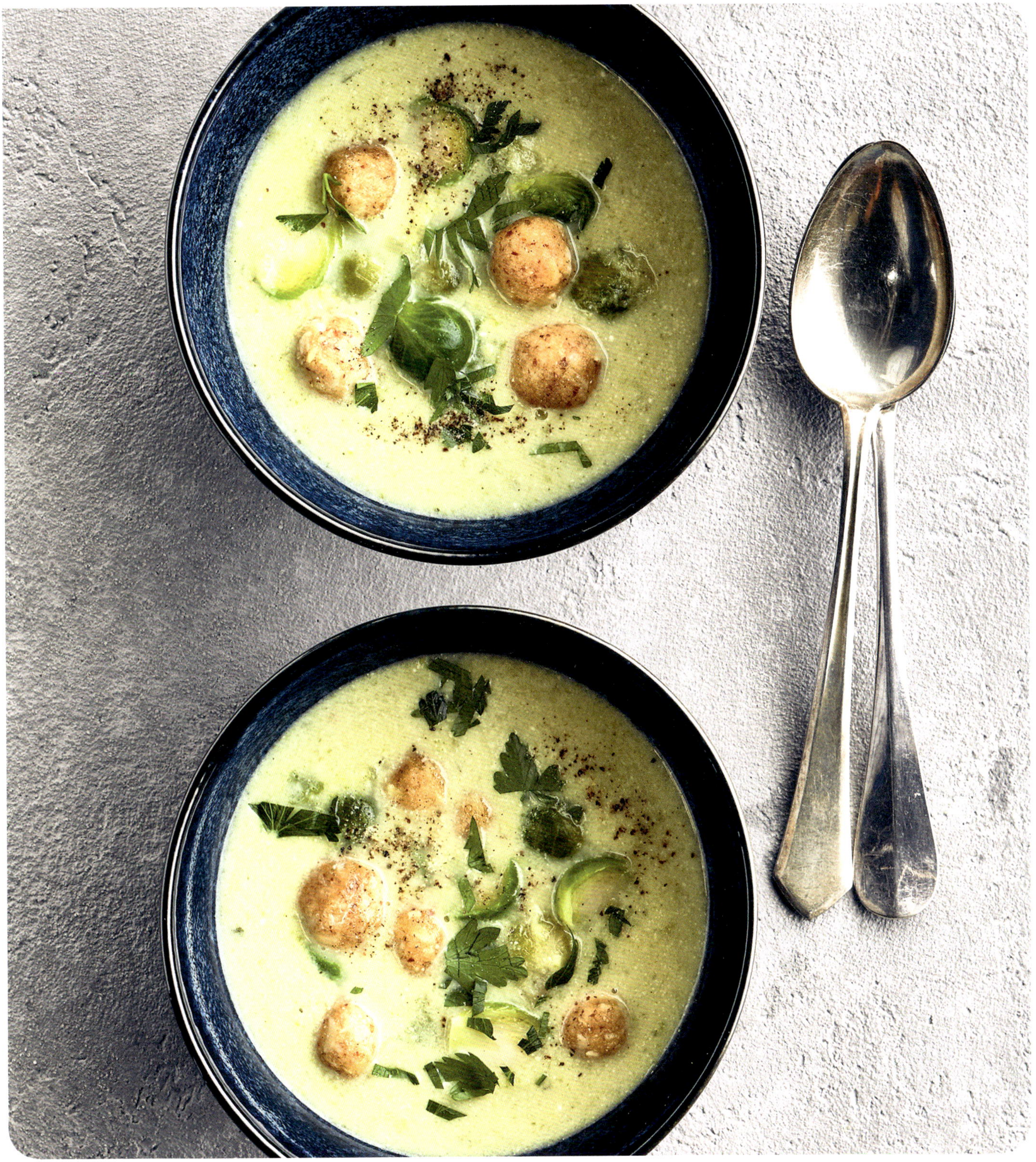

Frischer Feta-Spinat mit Spiegelei

Für 1 Portion • 20 Min.

½ Zwiebel (25 g) • 2 EL Kokosöl • 200 g frischer Spinat (alternativ: 175 g TK-Spinat) • 1 Ei • 50 g Feta • Natursalz • schwarzer Pfeffer • Muskatnuss • 1 TL Sesam

- Die Zwiebel schälen und fein würfeln. 1 EL Kokosöl in einem Topf erhitzen und die Zwiebel darin 2 Minuten glasig anschwitzen. Den frischen Spinat grob hacken und mit 50 ml Basenbrühe und einer Prise Salz nach und nach in der Pfanne erhitzen und zusammenfallen lassen. Alternativ den tiefgekühlten Spinat einfach dazugeben und erhitzen, bis er aufgetaut ist.

- In einer zweiten Pfanne mit der anderen Hälfte des Kokosöls das Spiegelei braten. Zwischenzeitlich den Spinat mit Salz, Pfeffer und Muskatnuss abschmecken.

- Den Feta in 2 cm große Würfel schneiden und kurz vor dem Servieren unter den heißen Spinat rühren. Den Spinat mit dem Spiegelei auf einem Teller anrichten und mit etwas Sesam vollenden.

Nährwerte
F 36,3 g • KH 3,1 g • EW 21,5 • 427 kcal

Orientalischer Röstblumenkohl

Für 1 Portion • 45 Min.

150 g Blumenkohl • 1 EL Olivenöl • 1 EL Zitronensaft • Natursalz • ½ TL Paprikapulver, edelsüß • 1 Msp. Kreuzkümmelpulver • 1 Msp. gemahlener Koriander • 1 Msp. Cayennepfeffer • ½ TL getrockneter Thymian • 1 EL Mayonnaise • ¼ Bund frischer Koriander, gehackt • 1 Knoblauchzehe • 1 EL Olivenöl • 1 TL Zitronensaft • Natursalz

- Den Backofen auf 220 °C vorheizen. Ein Backblech mit Backpapier auslegen. Blumenkohl in mittelgroße Röschen zerteilen.

- Wasser in einem Topf zum Kochen bringen und den Blumenkohl darin 2 Minuten blanchieren und anschließend mit kaltem Wasser abschrecken.

- Den Blumenkohl gut abtropfen lassen und zusammen mit Olivenöl, Zitronensaft, Salz, Paprikapulver, Kreuzkümmel, Koriander, Cayennepfeffer und Thymian in eine Schüssel geben und gut umrühren. Gleichmäßig auf dem Backblech verteilen und etwa 15–20 Minuten backen, bis der Blumenkohl an den Rändern leicht gebräunt ist.

- Mayonnaise mit gehacktem Koriander verrühren und Knoblauch dazupressen. Olivenöl und Zitronensaft unterrühren und mit Salz abschmecken.

- Blumenkohl in einer Schale anrichten die Knoblauch-Koriander-Mayo dazustellen. Mit etwas frischem Koriander vollenden.

Nährwerte
F 29,9 g • KH 4,9 g • EW 4,1 g • 308 kcal

Spanische Knoblauchgarnelen

Für 1 Portion • 15 Min.

8 große Garnelen, geschält (80 g) • Zitronensaft • Natursalz • ½ TL Chiliflocken • 2 Knoblauchzehen • 35 ml Olivenöl • frische Petersilie • 1 Scheibe Keto-Brot

- Den Backofen auf 180 °C Ober- und Unterhitze vorheizen. Die Garnelen trocken tupfen und mit Zitronensaft, Salz und Chiliflocken marinieren. Die Knoblauchzehen schälen und in dünne Scheiben schneiden.

- Das Olivenöl in eine kleine Ofenkeramik füllen und sie in den Backofen stellen. Wenn das Öl heiß ist, den Knoblauch und die marinierten Garnelen hinzugeben. Ob das Öl heiß genug ist, können Sie überprüfen, indem Sie den Stiel eines Holzkochlöffels in das Öl tauchen. Wenn sich kleine Bläschen darum bilden, ist die richtige Temperatur von etwa 170 Grad erreicht.

- In der Zwischenzeit die frische Petersilie hacken und 1 Scheibe Keto-Brot in den Toaster geben.

- Wenn der Knoblauch leicht gebräunt ist (nach etwa 6 – 8 Minuten) und die Garnelen leicht rötlich sind, die Keramik herausnehmen. Mit der Petersilie bestreuen und in der Form noch köstlich brutzelnd, zusammen mit dem getoasteten Landbrot servieren.

Nährwerte

F 44,1 g • KH 1,2 g • EW 18,9 g • 473 kcal (inkl. Brot)

Power-Bratlinge

Für 1 Portion • 25 Min.

150 g Brokkoliröschen • 25 g Pecorino am Stück • 25 g Zwiebel • 1 Knoblauchzehe • ½ Ei • 2 EL Keto-Paniermehl • 1 TL Kartoffelfasern • Natursalz • schwarzer Pfeffer • 2 EL Kokosöl

- Die Brokkoliröschen in Stücke zerkleinern und in einem Topf mit Dämpfeinsatz oder mit dem Dampfgarer dämpfen, bis sie weich sind, aber noch nicht zerfallen. Herausnehmen, abtropfen und lauwarm abkühlen lassen.

- Den Pecorino fein reiben. Die Zwiebel schälen, fein würfeln und zum Brokkoli geben. Den Knoblauch dazupressen, Ei, Keto-Paniermehl, Kartoffelfasern, Salz und Pfeffer dazugeben und alles mit den Händen verkneten, bis eine homogene Masse entsteht.

- Anschließend daraus 2 cm dicke und im Durchmesser 8 cm große Bratlinge formen. Kokosöl in einer Pfanne erhitzen und von jeder Seite 5 – 7 Minuten bei mittlerer Hitze braten.

Nährwerte

F 38,0 g • KH 7,0 g • EW 19,5 g • 439 kcal

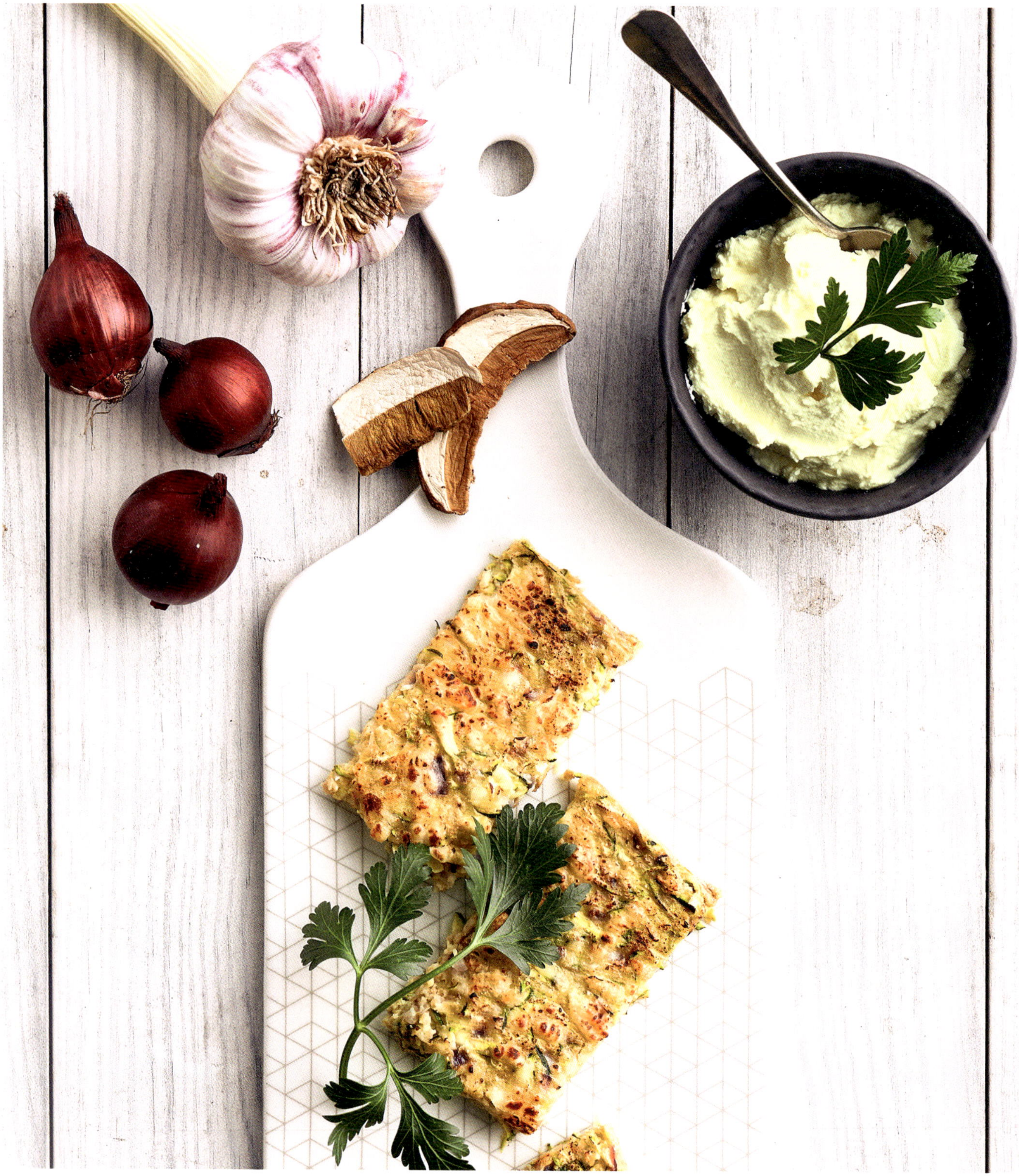

Zucchini-Schnitten mit Meerrettich-Creme

Für 1 Portion • 20 Min. + 40 Min. Backzeit

½ Zucchini (125 g) • 25 g Pecorino • Natursalz • ¾ Stange Lauch (75 g) • 1 Knoblauchzehe • 1 EL getrocknete Steinpilze (6 g) • 1 TL getrocknetes Basilikum • schwarzer Pfeffer • 1 Ei • 50 ml Sojamilch • 1 EL Kartoffelfasern • 1 TL Flohsamenschalen • 100 g Schaf- oder Ziegenfrischkäse • 1 EL Zitronensaft • 2 EL Leinöl • 1 EL geriebener Meerrettich

- Die Zucchini nach Belieben schälen; fein raspeln, salzen und in einem Sieb 15 Minuten ziehen lassen. Den Pecorino grob reiben. Den Backofen auf 180 °C vorheizen.

- Lauch in breite Ringe schneiden und den Knoblauch schälen. Zusammen mit den getrockneten Pilzen, Basilikum, Pfeffer, dem Ei und der Sojamilch in einen Mixbehälter geben und pürieren. Kartoffelfasern und Flohsamenschalen einrühren. Die Zucchiniraspel kräftig ausdrücken und zusammen mit dem geriebenen Pecorino unterheben.

- Ein Blech mit Backpapier auslegen und den Teig darauf etwa 1 cm dick gleichmäßig ausbreiten. In den Backofen stellen und bei Ober- und Unterhitze etwa 40 Minuten backen. Wenn sich die Oberfläche schön goldbraun färbt, herausholen und in appetitliche Happen schneiden.

- Frischkäse mit Zitronensaft und Leinöl verrühren. Den Meerrettich unter die Creme heben, mit Salz und Pfeffer kräftig würzen. Hübsch anrichten und das Gericht mit etwas frischer Petersilie vollenden.

Nährwerte

F 48,3 g • KH 8,0 g • EW 27,0 g • 592 kcal

« Zucchini-Schnitten mit Meerrettich-Creme

Vielseitige Wirsing-Wraps

Für 1 Portion (1 Wrap) • 10 Min.

1 großes Wirsingblatt (30 g) • ¼ Zwiebel (25 g) • ¼ Paprika (25 g) • ¼ Avocado (30 g) • ¼ Bund frische Petersilie • 2 EL Mayonnaise • 50 g Feta (alternativ 50 g Thunfisch oder 50 g Räuchertofu)

- Beim Wirsingblatt die dicke Blattrippe flach- bzw. herausschneiden. Die Zwiebel schälen und fein würfeln. Die Paprika entkernen und ebenfalls fein würfeln. Die Avocado halbieren und das Fleisch auslösen. Die frische Petersilie abbrausen, trockenschütteln, die Blättchen und feinen Stiele abzupfen und fein hacken.

- Das Wirsingblatt ausbreiten, ordentlich mit Mayonnaise bestreichen und die Avocado-, Zwiebel- und Paprikastückchen darauf verteilen. Mit Salz und Pfeffer würzen. Den Feta darüber zerbröseln und mit der Petersilie bestreuen. Den Wrap fest zusammenrollen und mit einem Holzstäbchen oder Zahnstocher fixieren.

Tipp Diese Wirsing-Wraps lassen sich in unermesslich vielen Variationen zubereiten. Auch mit Tofu, Ei, Thunfisch etc. – Ihrer Kreativität sind keine Grenzen gesetzt.

Nährwerte

F 37,7 g • KH 3,8 g • EW 10,3 g • 395 kcal

SALATE

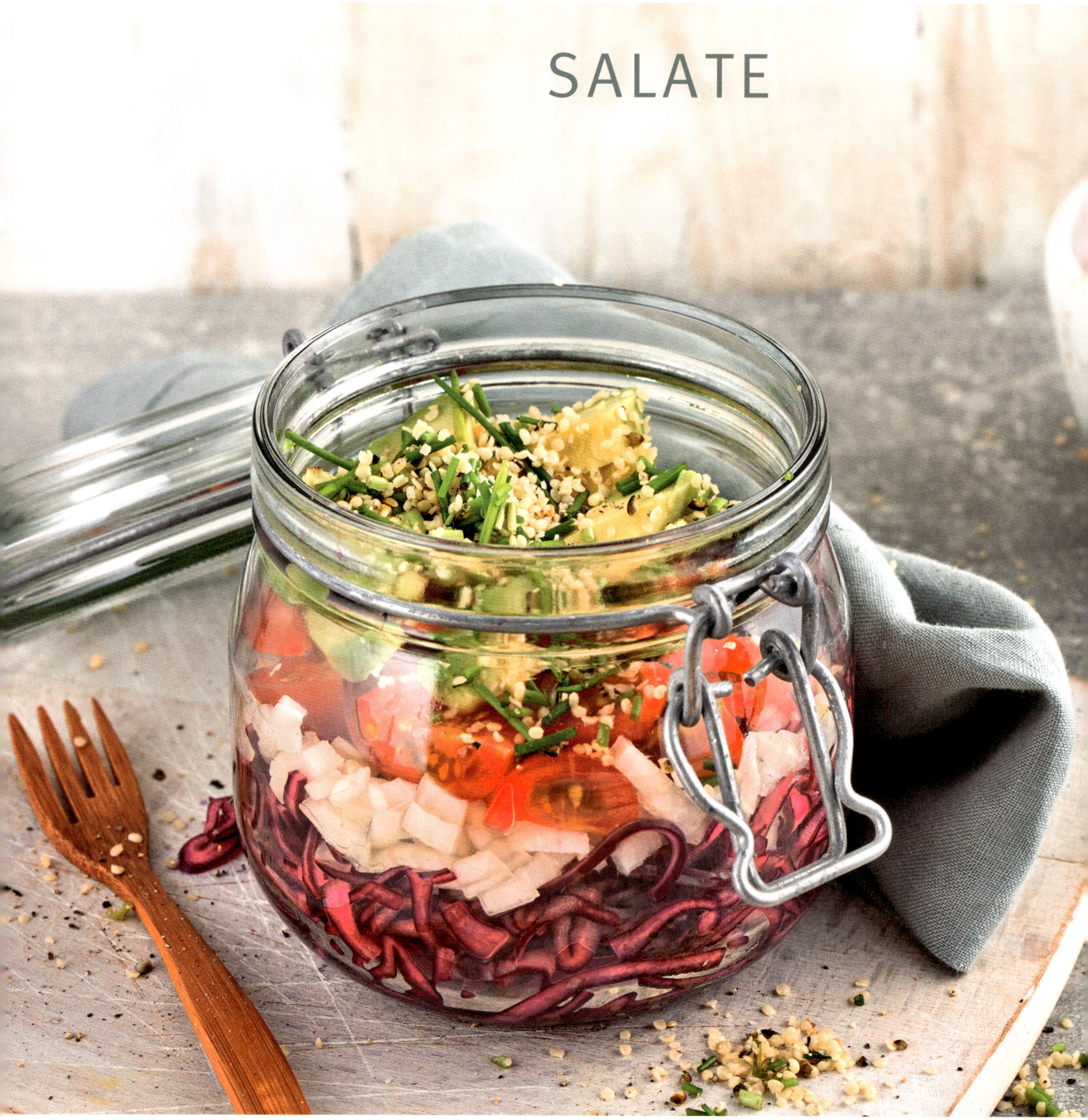

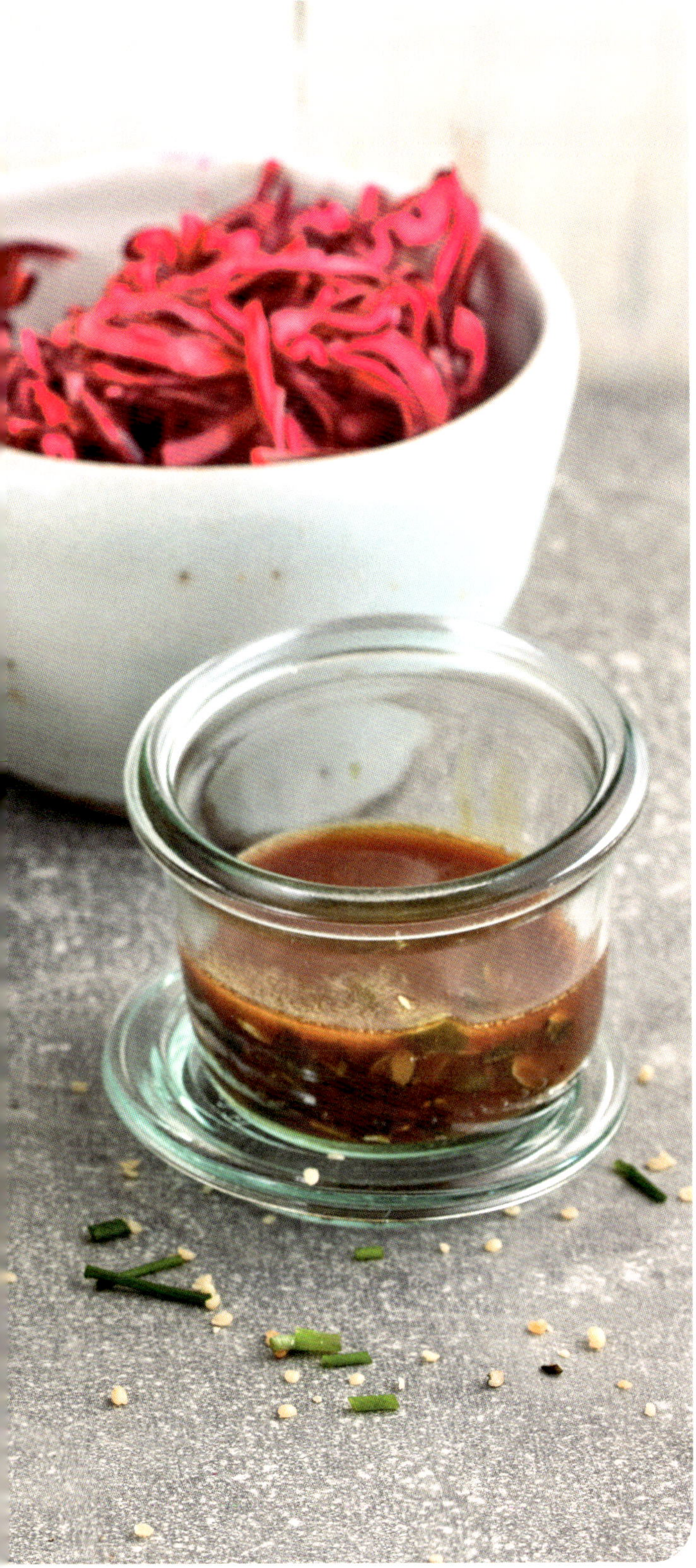

Prinzipiell ist jeder Gemüsesalat keto-tauglich, solange Sie die kritischen kohlenhydratreichen Gemüsesorten (Zuckermais, Rote Bete, Karotte etc.) weglassen oder sehr bewusst und sparsam anwenden. Setzen Sie den Salat als Ihre Hauptmahlzeit ein, dann verwenden Sie ausreichend Öl für die Marinaden und Dressings und geben Sie Nüsse, Samen oder Avocado zu, um gut satt zu werden.

Ist Ihre Zielsetzung Gewichtsreduktion? Fettreiche – und somit auch kalorienreiche – Salate sollten Sie als eine eigenständige Mahlzeit betrachten und auch so einsetzen. Falls Sie hin und wieder gerne einen kleinen Gemüsesalat als Vorspeise essen, dann diesen nur mit einer leichten Marinade anmachen.

Tipp: Der tägliche Einsatz von Leinöl als natürliche Quelle für die wichtigen Omega-3-Fettsäuren ist uns beim Wunderleicht-Keto-Programm sehr wichtig. Nutzen Sie am besten jeden Ihrer Salate, um Leinöl anzuwenden. Entweder pur oder gemischt mit anderen Ölen, die Ihnen schmecken (Olivenöl, Kernöl, Hanföl, Walnussöl etc.).

« Bunter Schichtsalat mit Kernöl-Dressing

Bunter Schichtsalat mit Kernöl-Dressing

Für 1 Portion • 20 Min.

125 g Rotkohl • 1 EL Zitronensaft • Natursalz • ½ Zwiebel (20 g) • 4 Kirschtomaten (40 g) • ½ Avocado (60 g) • 10 g Hanfsamen • ¼ Bund frischer Schnittlauch • 2 EL Sojajoghurt • 1 EL Leinöl • 1 EL Kürbiskernöl • 1 EL Kürbiskerne • 1 EL Zitronensaft • Natursalz • schwarzer Pfeffer • außerdem: (verschließbare) Glasgefäße

- Den Rotkohl vierteln, den Strunk entfernen und die Viertel in feine Streifen schneiden oder hobeln. Als erste Schicht in das Glas füllen, Zitronensaft und Salz zugeben und im Glas gut durchmischen.

- Die Zwiebel schälen, fein würfeln und als nächste Schicht darüber verteilen. Die Kirschtomaten je nach Größe halbieren oder vierteln und dazugeben.

- Die Avocado längs vierteln und den Kern herauslösen. Die Viertel schälen, in Scheiben schneiden und als letzte Lage hinzugeben.

- Den Schnittlauch kalt abbrausen, trockenschütteln, in Röllchen schneiden und mit den Hanfsamen über den Salat streuen. Restliche Zutaten zu einem Dressing verrühren und darübergießen oder auch zum Mitnehmen separat abfüllen.

Nährwerte
F 39,0 g • KH 8,1 g • EW 8,0 g • 426 kcal

Radieschen-Spinat-Salat mit Ei

Für 1 Portion • 20 Min.

50 g Papaya • 10 g Lauch • 1 EL Mandelblättchen • Natursalz • Chiliflocken • 1 EL Olivenöl • 1 EL Leinöl • 1 EL Zitronensaft • ½ Knoblauchzehe • ½ Bund Radieschen (100 g) • 50 g Babyspinat • 1 Ei, hartgekocht • frischer Koriander

- Für das Dressing die Papaya in kleine Stücke würfeln und in eine Schale geben. Den Lauch in dünne Ringe schneiden und dazugeben. Mandelblättchen, Salz und Chiliflocken dazugeben. Öl und Zitronensaft unterrühren. Den Knoblauch schälen und hineinpressen. Die Marinade 10 Minuten durchziehen lassen.

- Die Radieschen in Scheiben schneiden. Den Spinat verlesen. Das hartgekochte Ei halbieren oder vierteln.

- Kurz vor dem Servieren den Spinat und die Radieschen in eine Schale geben und mischen. Das Ei dazugeben und die Marinade darüber verteilen. Das Ganze mit etwas frischem Koriander vollenden.

Nährwerte
F 27,1 g • KH 7,5 g • EW 8,3 g • 312 kcal

» Radieschen-Spinat-Salat mit Ei

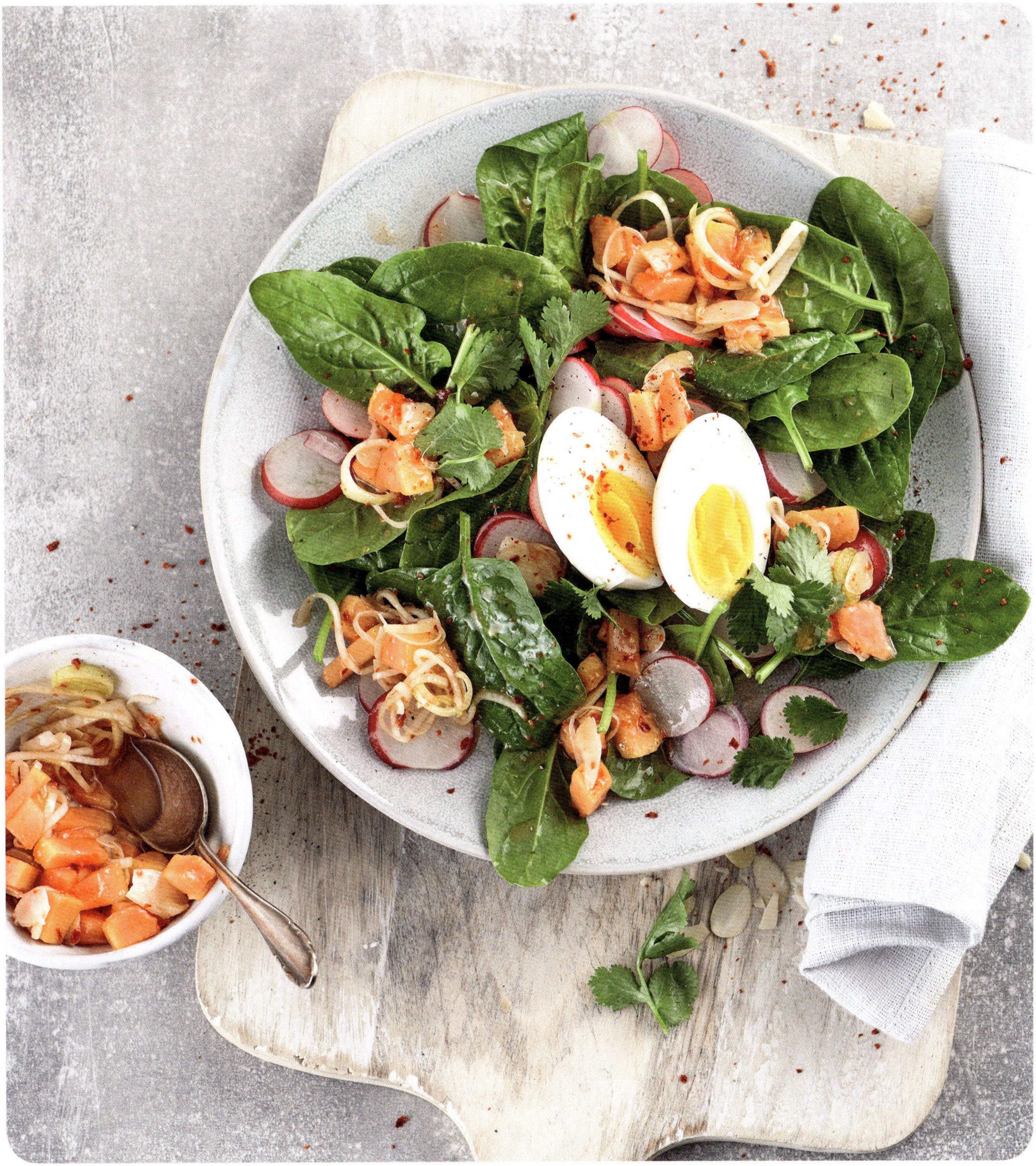

Caesar-Salad

Für 1 Portion • 25 Min.

150 g Romana- oder Eisbergsalat • 3 Kirschtomaten (40 g) • ½ Avocado (60 g) • 25 g Pecorino • 2 Sardellenfilets (alternativ 1 TL eingelegte Kapern) • 1 Knoblauchzehe • 2 EL Mayonnaise • 1 EL Leinöl • 2 EL Zitronensaft • ½ TL Dijon-Senf • Natursalz • schwarzer Pfeffer • 100 – 150 g Hühnerbrustfilet • 1 EL Kokosöl • 2 Streifen durchzogenen Rohschinken • Natursalz • schwarzer Pfeffer

- Salatblätter in mundgerechte Stücke zupfen. Kirschtomaten halbieren. Die Avocado auslösen und das Fleisch in kleine Würfel schneiden. Alles in eine Schüssel geben und gut vermengen. Den Pecorino in grobe Späne hobeln.

- Sardellen, Knoblauch, Mayonnaise, Leinöl, Zitronensaft und Senf pürieren. Mit Salz und Pfeffer würzen.

- Hühnerbrustfilets in Streifen schneiden. Das Kokosöl in einer Pfanne erhitzen und das Fleisch darin kross anbraten. Mit Salz und Pfeffer würzen. Das Fleisch aus der Pfanne nehmen und dann den Rohschinken knusprig braten.

- Das fertige Dressing unter den Salat mischen und in einer hübschen Schale anrichten. Die gebratenen Hühnerbruststreifen darauf verteilen, die Schinkenstreifen darüber zerbröckeln und mit dem geriebenen Pecorino vollenden.

Nährwerte

F 66,6 g • KH 6,5 • EW 39,5 g • 788 kcal

Griechischer Bauernsalat

Für 1 Portion • 15 Min.

4 Kirschtomaten (50 g) • ¼ Feldgurke (75 g) • ½ Paprika (50 g) • ½ rote Zwiebel (25 g) • 100 g Feta • 2 EL Oliven • 1 EL Walnüsse • 1 EL Olivenöl • 1 EL Leinöl • Zitronensaft • ½ TL getrockneter Oregano • Natursalz • schwarzer Pfeffer • 1 Knoblauchzehe • ¼ Bund Minze, gehackt

- Die Tomaten je nach Größe halbieren oder vierteln. Die Gurke mit dem Schälmesser oder mit einem Hobel in längliche dünne Streifen schneiden. Die Paprika würfeln. Die Zwiebel schälen, halbieren und in Halbringe schneiden und alles zusammen in einer Salatschüssel vermischen.

- Den Feta zerbröseln und zusammen mit den Oliven unterheben. Die Walnüsse grob hacken und beimengen.

- Olivenöl, Leinöl, Zitronensaft, Oregano, Salz und Pfeffer zu einem Dressing mixen. Den Knoblauch schälen und dazupressen. Das Dressing über den Salat gießen und gut durchmischen. Den Salat anrichten und mit der frischen Minze vollenden.

Nährwerte

F 57,0 g • KH 8,5 g • EW 20,5 g • 627 kcal

Chinakohl-Tuna-Salat

Für 1 Portion • 15 Min.

¼ Chinakohl (150 g) • ½ roter Paprika (50 g) • ½ Zwiebel (25 g) • 3 Kirschtomaten (40 g) • 1 EL grüne Oliven • 1 EL Kapern • 1 EL Sonnenblumenkerne • 1 Knoblauchzehe • ½ Glas weißer Thunfisch in Olivenöl (100 g) • Natursalz • schwarzer Pfeffer • 1 EL Olivenöl • 1 EL Leinöl • 1 EL Mayonnaise • 1 EL Zitronensaft • Natursalz • schwarzer Pfeffer • frischer Koriander

- Den Chinakohl in feine Streifen schneiden und in eine Salatschüssel geben. Die Paprika entkernen und in Streifen schneiden. Zwiebel schälen, halbieren und in Halbringe schneiden. Die Kirschtomaten je nach Größe vierteln oder halbieren. Oliven, Kapern und Sonnenblumenkerne zugeben und den Knoblauch schälen und hinzupressen.

- Das Olivenöl des Thunfischs abseihen und für die Marinade zur Seite stellen. Das Thunfischfleisch zerkleinern und unterheben.

- Für die Marinade das Olivenöl vom Thunfisch und das Leinöl mit Mayonnaise, Zitronensaft, Salz und Pfeffer vermischen und den Salat damit anmachen. Alles gut vermengen.

- Den Koriander kalt abbrausen, trockenschütteln und die Blättchen und feinen Stiele abzupfen und fein hacken. Den Salat in einer Schale anrichten und mit frischem Koriander vollenden.

Nährwerte

F 48,2 g • KH 8,4 g • EW 29,7 g • 490 kcal

Tempeh-Salat mit Erdnussdressing

Für 1 Portion • 30 Min.

½ Zucchini (125 g) • 125 g Winterrettich • 1 Frühlingszwiebel • 1 Zweig frische Minze • ¼ Bund frischer Koriander • 1 EL Erdnussmus • 1 EL Wasser • 1 EL Zitronensaft • 1 TL Tamari-Sauce • 1 EL Sesamöl • 1 Msp. Knoblauchpulver • 1 Msp. Cayennepfeffer • Natursalz • 100 g Tempeh (Soja oder Lupine) • 1 EL Kokosöl • ¼ rote Chilischote • 1 EL gesalzene Erdnüsse

- Die Zucchini und den Winterrettich mit einem Julienne- oder Spiralschneider in längere Streifen schneiden. Die Frühlingszwiebel schräg in 1 cm dicke Räder schneiden. Minze und Koriander fein hacken. Das Gemüse mit der Hälfte der Kräuter vermischen.

- Erdnussbutter, Wasser, Zitronensaft, Tamari, Sesamöl und Gewürze für das Dressing gut verrühren oder pürieren.

- Den Tempeh in 2 cm große Würfel schneiden. Das Kokosöl in einer Pfanne erhitzen und die Tempehwürfel 5 Minuten lang von allen Seiten goldbraun anbraten. Die Chilischote halbieren, entkernen und in feine Streifen schneiden. Die Erdnüsse grob hacken.

- Das Gemüse in eine Schale geben und den Tempeh darauf geben. Mit den restlichen Kräutern bestreuen und mit Chili und Erdnüssen vollenden. Das Dressing in der Schale dazu servieren.

Nährwerte

F 39,4 g • KH 11,9 g • EW 25,5 g • 506 kcal

DESSERTS

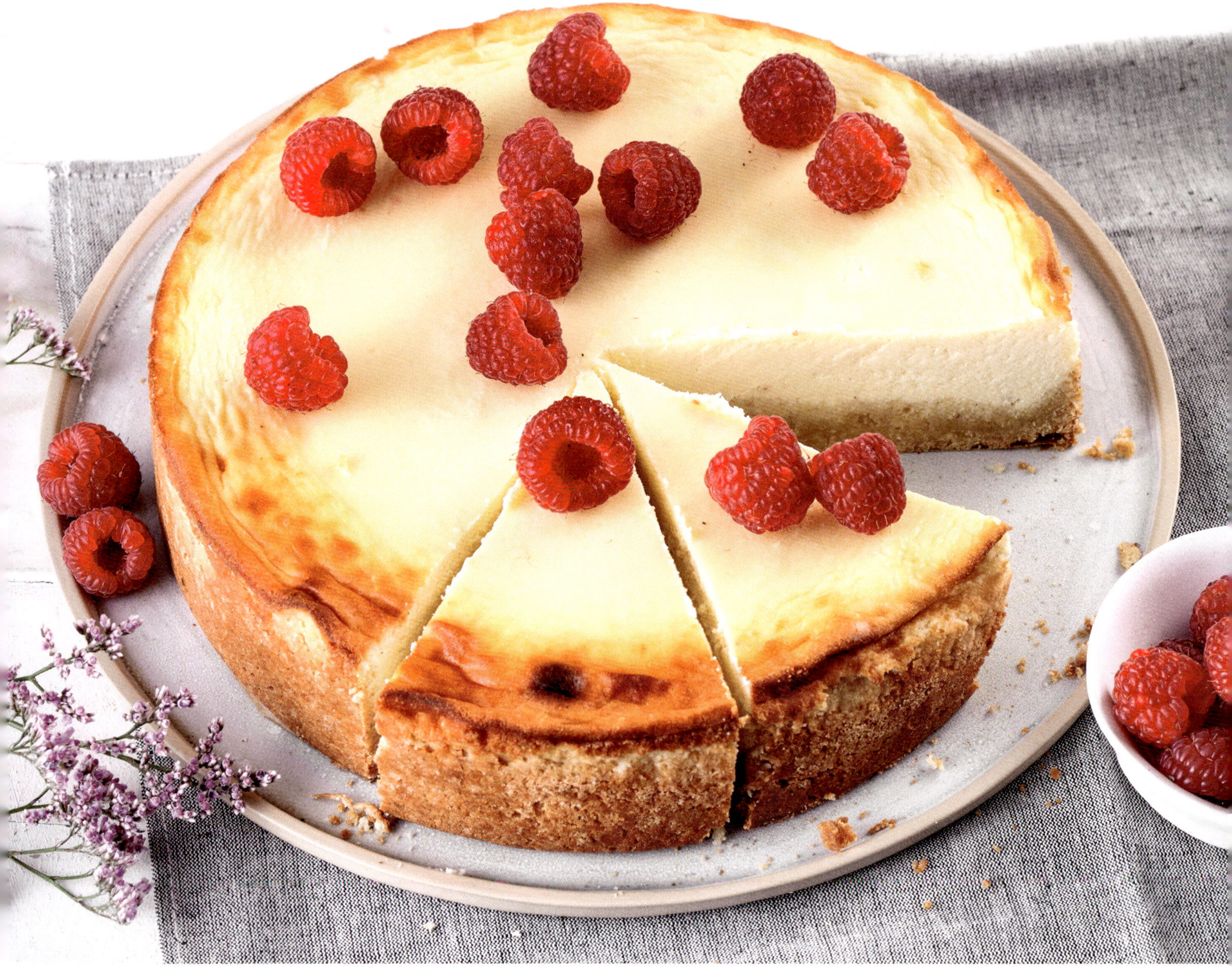

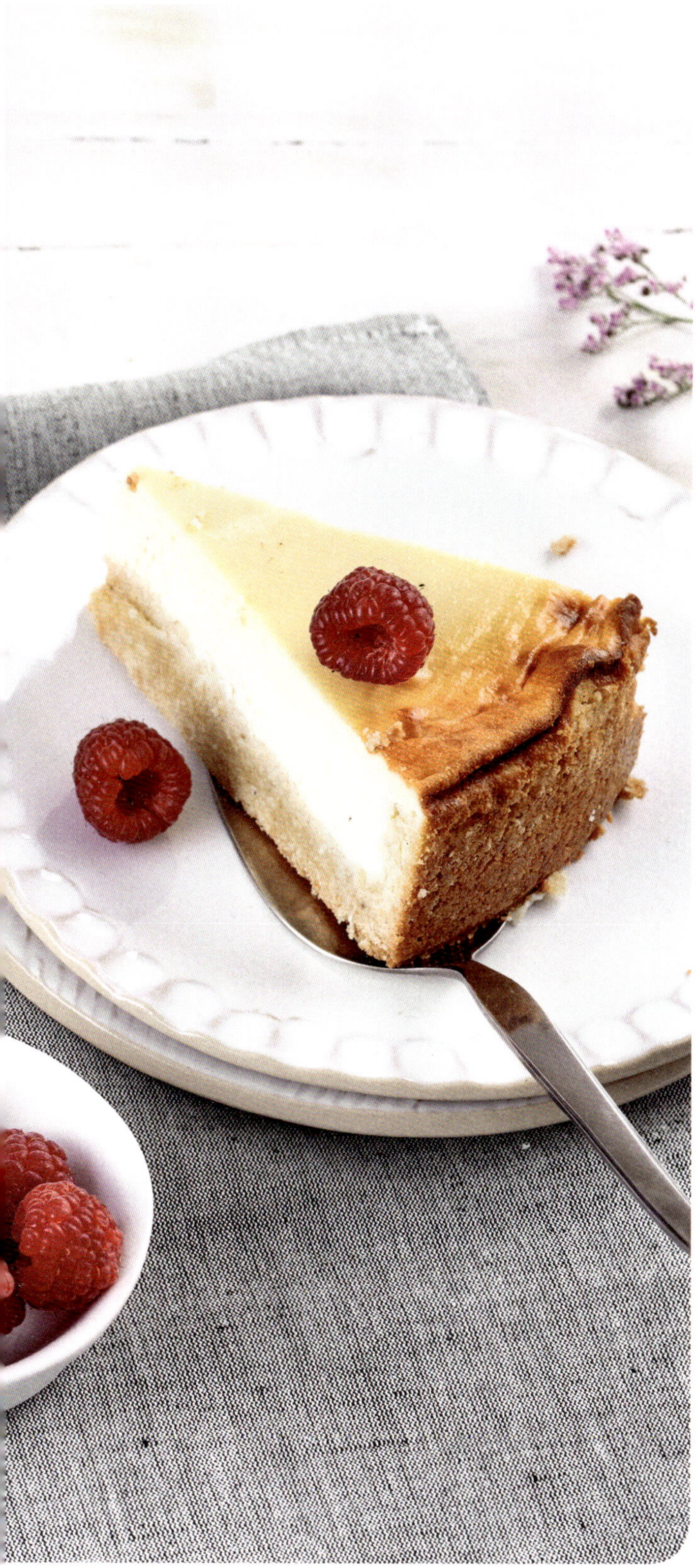

Süße Keto-Desserts sind kein Ding der Unmöglichkeit und können wundervoll sein. Dabei kommen in erster Linie sehr viel Nüsse zum Einsatz, teilweise in Kombination mit Zuckeraustauschstoffen. In unseren Rezepten setzen wir den Zuckeralkohol Erythrit in Bioqualität (Dr. Wunder Ketosüß) ein, da dieser 0 kcal hat und Ihr Kohlenhydratkonto damit überhaupt nicht belastet. Erythrit hat die 70%-ige Süßkraft von Zucker und schmeckt zudem auch zuckerähnlicher als andere Süßstoffe.

Es ist dennoch wichtig, dass Sie Ihren Geschmackssinn jetzt vom Süßen vorerst einmal ein wenig entwöhnen. Wir empfehlen Ihnen deshalb, mit dem Einsatz von Keto-Naschereien so lange zu warten, bis Sie sich in der Ketose sicher angekommen fühlen (Stufe 3: Verstärkung).

Ist Ihre Zielsetzung Gewichtsreduktion? Achten Sie darauf, dass Sie das Dessert nicht unmittelbar nach einer vollen Mahlzeit essen. Hinsichtlich Energiezufuhr und Sattheit werden Sie es wahrscheinlich nicht brauchen. Vom Timing her wird es Ihnen am späteren Nachmittag mehr nützen und im Idealfall sogar das Abendessen ersetzen.

« Legendärer Cheesecake, S. 131

Papaya-Kokos-Panna-Cotta

Für 1 Portion • 20 Min. + 4 Std. Abkühlzeit

1 Msp. Agar Agar (alternativ 1 Blatt Gelatine) • 1 EL Wasser • 1 TL Ketosüß (Bio-Erythrit) • 125 ml Kokosmilch • 1 Msp. gemahlene Vanilleschote • 75 g Papaya • 1 TL Zitronensaft • 1 Prise Ceylon-Zimtpulver

- Agar Agar mit dem Wasser verrühren und 10 Minuten quellen lassen. Alternativ die Gelatine in eine Schale geben und mit kaltem Wasser bedecken.

- Das Ketosüß zu feinem Pulver vermahlen und zusammen mit Kokosmilch und Vanille in einen Topf geben und unter Rühren leicht erhitzen. Wenn die Flüssigkeit gerade zu dampfen beginnt, den Topf vom Herd nehmen und das gelöste Agar Agar bzw. das Gelatineblatt hinzufügen. Gründlich verrühren, um das Geliermittel vollständig aufzulösen – dazu durchaus auch einen Stabmixer verwenden.

- Unter Rühren nochmals kurz erhitzen und anschließend die Masse gleichmäßig in ein Dessertglas oder -schälchen gießen. Mit Frischhaltefolie abdecken und abkühlen lassen. Am besten lässt man die Panna Cotta 3–4 Stunden (oder über Nacht) im Kühlschrank, bis sie vollständig abgekühlt und schön fest ist.

- Schale und Kerne der reifen Papaya entfernen und das Fleisch fein würfeln. Über die Panna Cotta geben, mit etwas Zitronensaft beträufeln und mit einer Prise Zimt vollenden.

Nährwerte
F 23,1 g • KH 8,8 g • EW 2,9 g • 255 kcal

Beeriger Schokoladenkuchen

Für 1 Kuchen (10 Portionen) • 15 Min. + 25 Min. Backzeit

250 g gemischte Beeren (frisch oder tiefgefroren) • 4 Eier • 50 g Erythrit • 200 g Mandelmehl • 1 EL Johannisbrotkernmehl • 1 TL Ceylon-Zimtpulver • 1 TL gemahlene Vanille • 40 g Kakaopulver • 70 g Butter • ½ Packung Weinsteinbackpulver (8 g) • 120 g Kokosjoghurt • 40 g Zartbitterschokolade • außerdem: Kastenform

- Den Backofen auf 180 °C vorheizen. Die Kastenform einfetten oder mit Backpapier auslegen. Frische Beeren verlesen, tiefgefrorene rechtzeitig auftauen.

- Das Erythrit zu feinem Pulver vermahlen. In der Küchenmaschine bis auf die Beeren sämtliche Zutaten zu einem sämigen Teig verrühren. Die Beeren sorgfältig unterheben und den Teig gleichmäßig in der Form verteilen. Die Zartbitterschokolade kleinwürfelig hacken und auf der Teigoberfläche verteilen.

- Die Form in den Backofen geben und bei Umluft etwa 25 Minuten backen. Anschließend aus dem Ofen nehmen und auf einem Küchengitter abkühlen lassen.

Tipp Für eine weihnachtliche Note kann man auch Lebkuchengewürz in den Teig geben.

Nährwerte
F 22,0 g • KH 6,9 g • EW 8,5 g • 264 kcal (1 Kuchenstück)

Legendärer Cheesecake

Für 1 Kuchen (10 Portionen) • 15 Min. + 45 Min. Backzeit

Für den Mürbteig:
- 200 g Mandelmehl
- 30 g Kokosmehl
- 120 g Butter
- 1 Ei
- 1 EL Flohsamenschalen
- 1 TL Weinsteinbackpulver
- 2 EL Ketosüß (Bio-Erythrit)
- 1 TL gemahlene Vanilleschote
- 1 Prise Natursalz

Für die Creme:
- 75 g Ketosüß (Bio-Erythrit)
- 1 Bio-Zitrone
- 250 g Schaf- oder Ziegenfrischkäse
- 250 g Büffelburrata
- 1 TL gemahlene Vanille
- 3 Eier
- 3 EL weißes Mandelmus
- frische Himbeeren
- außerdem: Springform mit 20 cm Durchmesser

- Den Boden und Rand einer Springform (⌀ 20 cm) mit Backpapier auslegen. Den Backofen auf 180 °C vorheizen.

- Alle Zutaten für den Mürbteig mit dem Handmixer oder der Küchenmaschine zu einer geschmeidigen Masse verkneten. Den Teig auf dem Boden der Form gleichmäßig verteilen und festdrücken.

- Das Ketosüß zu feinem Pulver vermahlen. Die Zitrone heiß abwaschen, abtrocknen und 1 TL Zitronenschale fein abreiben.

- Frischkäse und Büffelburrata in eine große Rührschüssel geben und so lange mixen, bis sie glatt und cremig sind. Ketosüß, Vanille und den Zitronenschalenabrieb hinzufügen und unterrühren.

- Weiterschlagen und die Eier einzeln hinzufügen, bis die Masse schön homogen ist. Mandelmus zugeben und vorsichtig glatt rühren.

- Die Käsekuchenfüllung über den Mürbteig verteilen und die Oberfläche glatt streichen.

- In den Backofen stellen und bei Ober- und Unterhitze 45 Minuten backen, bis der Kuchen in der Mitte nicht mehr wackelt. Der Kuchen sollte nicht zu lange backen, da er beim Abkühlen noch weitergart.

- Nach Ende der Backzeit den Cheesecake herausnehmen und in der Form vollständig abkühlen lassen. Am besten lässt man den Käsekuchen 3–4 Stunden (oder über Nacht) im Kühlschrank, bis er vollständig abgekühlt und schön fest ist, bevor man ihn anschneidet.

- Den Cheesecake nach Belieben mit frischen Himbeeren vollenden und kühl servieren.

Nährwerte

F 25,8 g • KH 4,5 g • EW 18,9 g • 334 kcal (1 Kuchenstück)

Avocado-Mousse-au-Chocolat

Für 1 Portion • 5 Min.

½ reife Avocado (60 g) • 1 EL Kakaopulver (5 g) • 1 EL Kakaobutter (10 g) • 1 TL Flohsamenschalen (1 g) • 4 EL Soja- oder Mandeldrink natur • 1 Msp. gemahlene Vanilleschote • 1 Msp. Ceylon-Zimtpulver • 1 TL Ketosüß (Erythrit) • 3 – 4 Himbeeren (10 g) • optional: 1 Prise Gewürzblüten

- Die Avocado auslösen und die Kakaobutter schmelzen. Alle Zutaten in einen Mixbehälter geben und mit dem Stabmixer oder einem Blender glatt pürieren.
- Die Masse in ein Dessertglas füllen und kühlstellen. Vor dem Servieren mit 3 – 4 Himbeeren und nach Belieben mit ein paar Gewürzblüten vollenden.

Nährwerte

F 26,1 g • KH 1,4 g • EW 3,6 g • 256 kcal

Rum-Kokos-Wonnekugeln

Für 20 Kugeln • 15 Min.

1 EL Chiasamen • 3 EL Rum (alternativ Wasser) • 2 EL Ketosüß (Bio-Erythrit) • 200 g Macadamianüsse, gehackt • 60 g Kokosraspeln • 2 EL Edelkakaopulver • 50 g Butter • 1 Prise Natursalz • 30 g Kokosraspeln

- Die Chiasamen im Rum (oder Wasser) einweichen und 10 Minuten zur Seite stellen, bis sich eine puddingartige Masse bildet. Das Ketosüß zu feinem Pulver vermahlen.
- Alle Zutaten (bis auf 30 g Kokosraspeln) zusammenmischen und mit der Küchenmaschine zu einer feinen Masse verarbeiten. Den Nussteig mit einem Esslöffel entnehmen und zu 2 – 3 cm großen Kugeln rollen und in den restlichen Kokosraspeln wälzen.
- Die fertigen Wonnekugeln in einem luftdichten Behälter im Kühlschrank aufbewahren. Um den besten Geschmack zu erzielen, einen Tag ruhen lassen.

Nährwerte

F 12,4 g • KH 1,4 g • EW 1,3 g • 126 kcal (1 Kugel)

Frozen Yogurt mit Heidelbeeren

Für 1 Portion • 5 Min. + 25 Min. Gefrierzeit (Eismaschine)

optional: 1 TL Ketosüß (Bio-Erythrit) • 80 g gefrorene Heidelbeeren • 125 ml Sojajoghurt • 1 TL Zitronensaft • 2 EL weißes Mandelmus • 1 Msp. gemahlene Vanilleschote • 3 – 4 frische Heidelbeeren • optional: 1 TL Ketosüß (Bio-Erythrit)

- Nach Belieben das Ketosüß zu feinem Pulver vermahlen. Bis auf die frischen Heidelbeeren alle Zutaten zusammenrühren und mit einem Stabmixer kurz glatt pürieren.
- Alternativ kann man auch frische Heidelbeeren verwenden und die Joghurtmasse anschließend in der Eismaschine gefrieren lassen.
- In einem hübschen Schälchen anrichten, mit ein paar frischen Heidelbeeren vollenden und sofort genießen.

Nährwerte

F 31,5 g • KH 6,2 g • EW 12,1 g • 372 kcal

» Frozen Yogurt mit Heidelbeeren

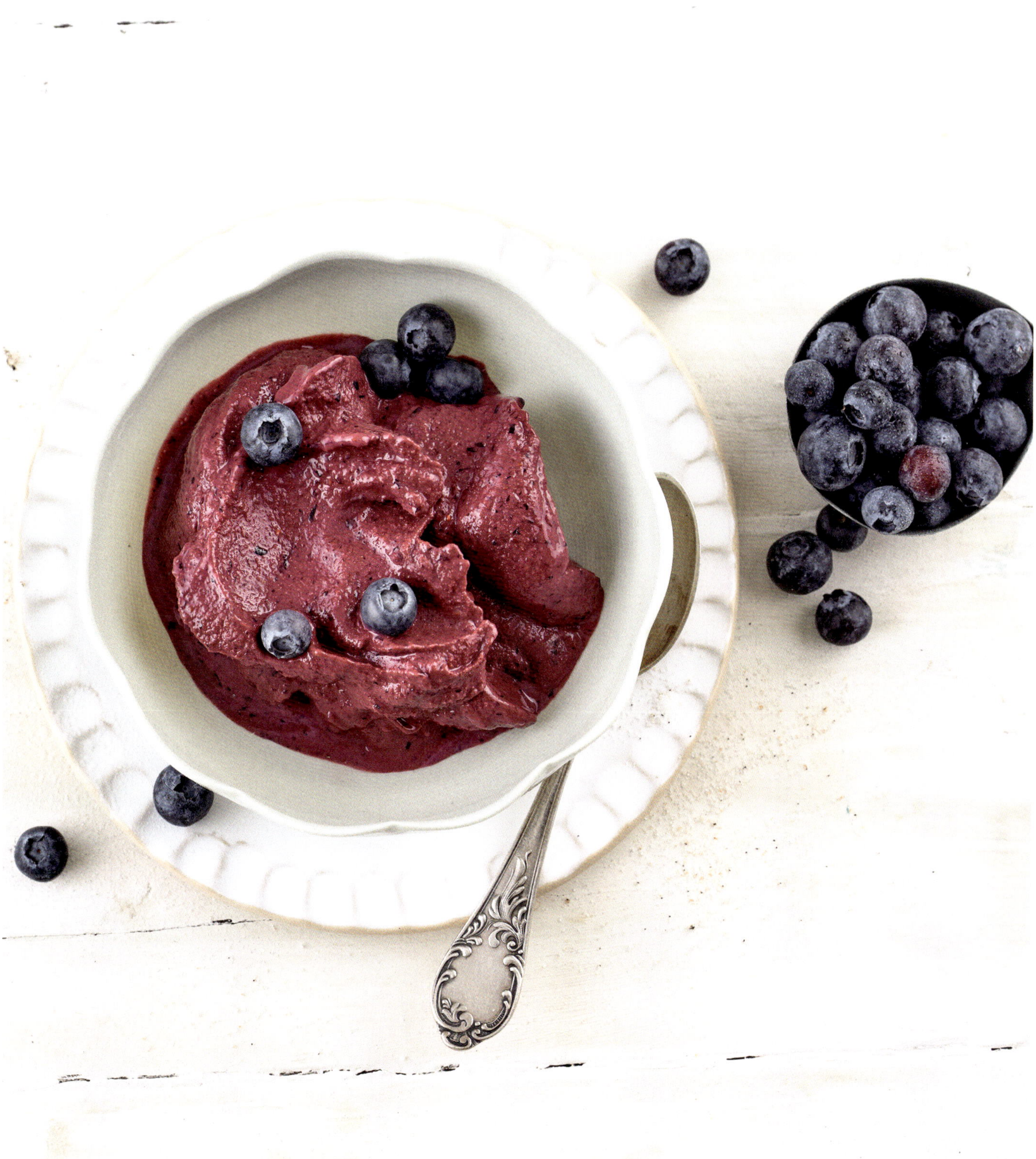

KETO-GETRÄNKE

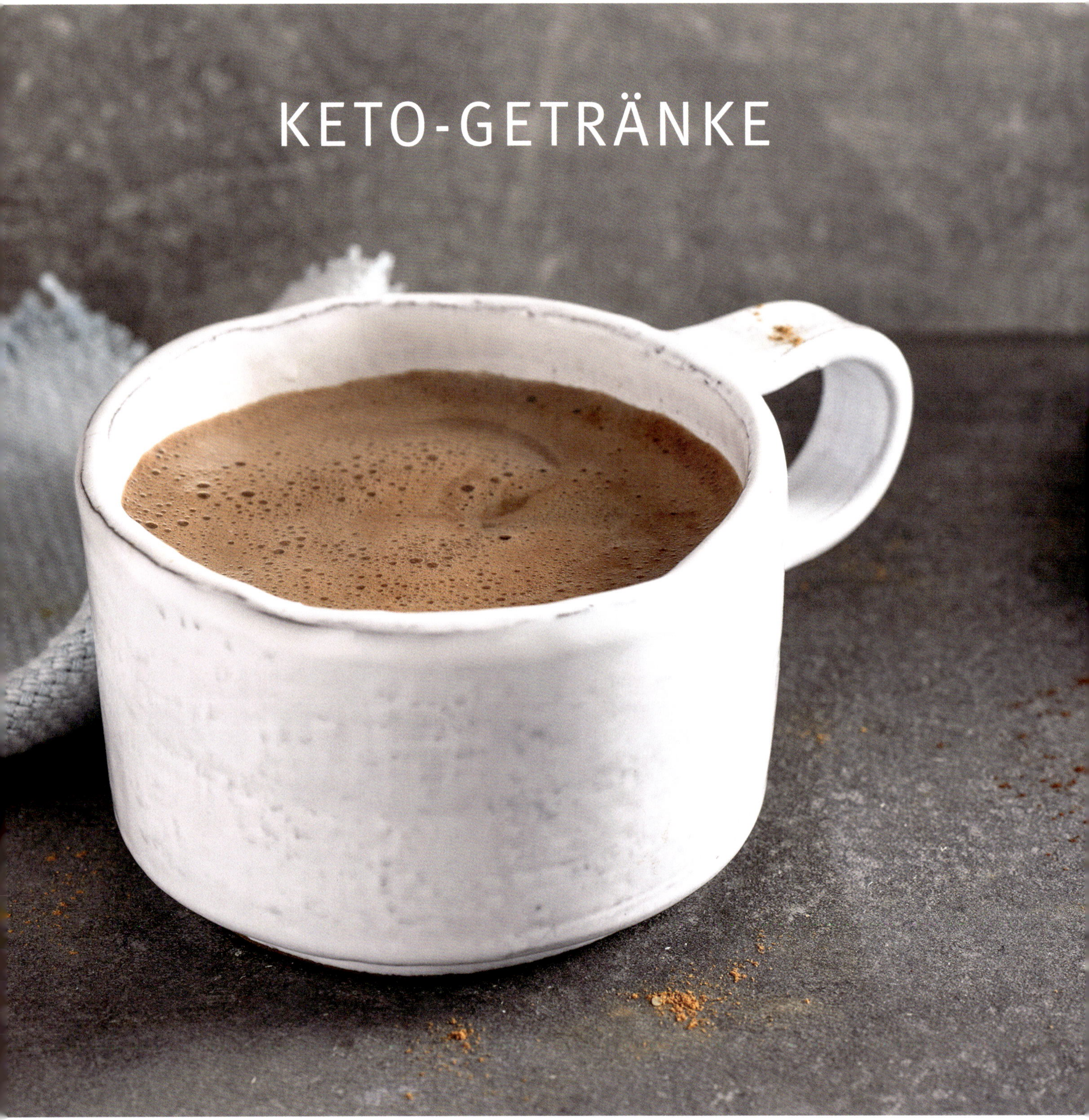

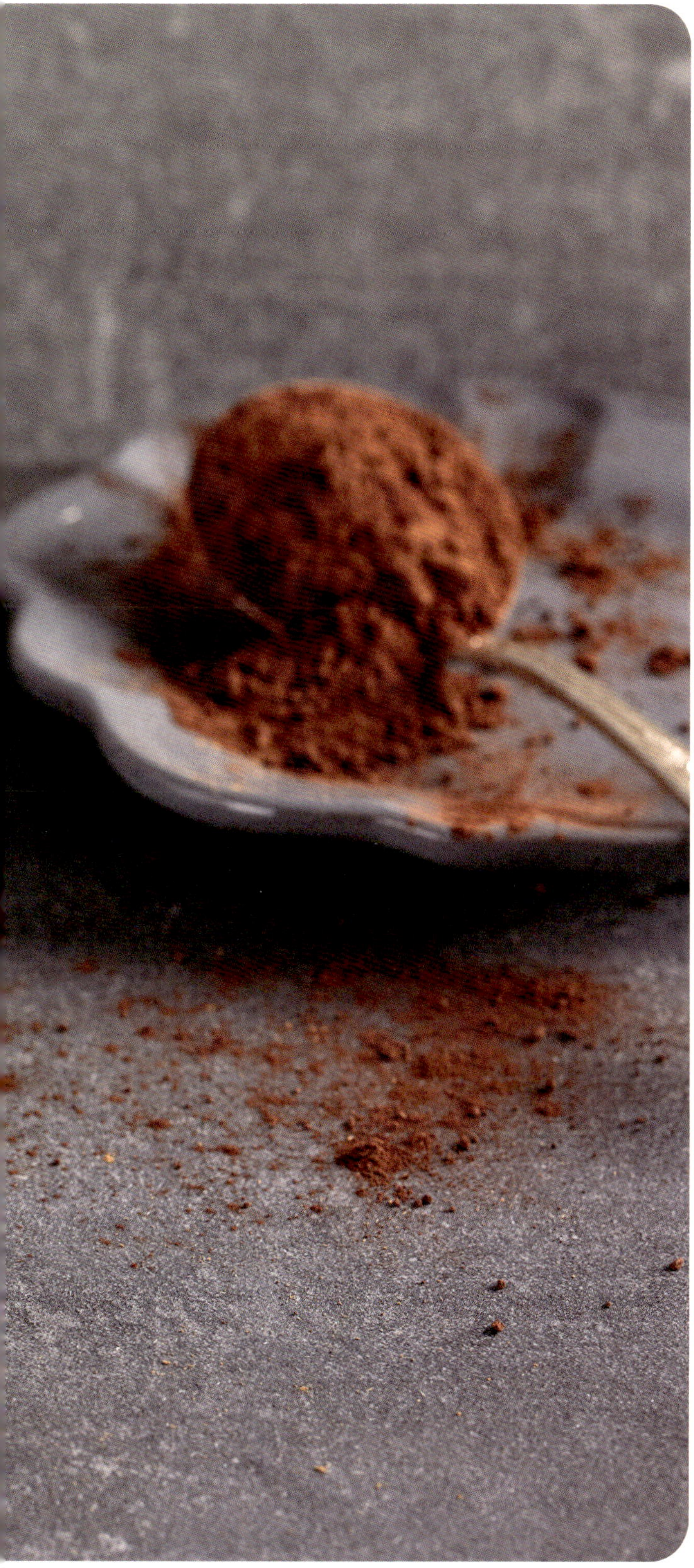

Unsere Keto-Getränke sind aufgrund Ihrer Kalorienmenge wie Mahlzeiten zu sehen. Sie lassen sich perfekt als Frühstück, Abendessen oder, wenn nötig, auch einmal als Zwischenmahlzeit einsetzen. Sie sind auch gut zu verwenden, um Ihrem Verdauungsapparat eine kleine Entlastungspause zu schenken.

Ist Ihre Zielsetzung Gewichtsreduktion? Mit den Keto-Getränken können Sie Mahlzeiten ersetzen und trotzdem satt und zufrieden durch einige Stunden der Reduktion gehen. Sollten Sie ein 3-Mahlzeiten-Prinzip verfolgen, ist es besser, die Keto-Getränke weitgehend zu meiden und nur dann als Zwischenmahlzeit einzusetzen, wenn Sie wirklich hungrig sind und zusätzliche Energie benötigen.

Tipp: Keto-Getränke eignen sich hervorragend dazu, Ihr tägliches MCT-Soll zu erfüllen. Das eingesetzte Ketoöl macht Ihre Getränke lecker cremig, sättigend und kurbelt dazu noch Ihre Keton-Produktion gehörig an.

« Keto-Kakao, S. 137

Keto-Kaffee

Für 1 Portion • 10 Min.

250 ml richtig guter schwarzer Kaffee (alternativ Lupinenkaffee) • 2 EL Ketoöl • 1 EL Butter • 1 Prise Ceylon-Zimtpulver

- Den Kaffee auf gewohnte Weise zubereiten und ggf. mit heißem Wasser auf 250 ml strecken. Anschließend mit Ketoöl und Butter im Blender 30–60 Sekunden mixen (bis sich eine Schaumkrone bildet).

- In Ihrer Lieblingstasse anrichten und mit etwas Zimtpulver vollenden. Genießen Sie Ihren Bulletproof-Coffee und erleben Sie seine Wirkung.

Tipp Der Bulletproof-Coffee wirkt gleich auf 3 Ebenen: Einerseits über eine optimierte Koffeinwirkung, weil der hohe Fettgehalt den sonst üblichen schnellen Koffeinschock in einen gemäßigten »Koffein-Flow« umwandelt. Das Ergebnis ist ein angenehmer, lang anhaltender Wacheffekt. Zudem stillt er den Morgenhunger und regt drittens den Fettstoffwechsel an.

Nährwerte
F 28,3 g • KH 0,1 g • EW 0,1 g • 255 kcal

Keto-Matcha-Latte

Für 1 Portion • 5 Min.

250 ml heißes Wasser • ½ TL Matchapulver (5 g) • 2 EL Ketoöl (15 g) • 1 EL weißes Mandelmus (15 g) • 1 Prise Kardamompulver • 1 Msp. Muskatnuss

- Das Wasser auf 60 °C erhitzen und anschließend zusammen mit dem Matchapulver, Ketoöl, Mandelmus und 1 Prise Kardamompulver für 30–60 Sekunden im Blender mixen (bis sich eine Schaumkrone bildet).

- In Ihrer Lieblingstasse anrichten und mit etwas Muskatnuss vollenden. Genießen Sie Ihre Keto-Matcha-Latte und erleben Ihre Wirkung.

Tipp Grüner Tee enthält die Aminosäure L-Theanin. In Matcha-Tee ist der Gehalt dieser Aminosäure sogar höher als in anderen grünen Tees. L-Theanin kann die Alphawellen im Gehirn, die für eine entspannte Grundstimmung sorgen, verstärken. Matcha kann daher das Unmögliche – er macht entspannt und munter zugleich! Zen-Mönche setzen ihn deshalb zur Meditation ein.

Nährwerte
F 27,8 g • KH 1,0 g • EW 3,2 g • 270 kcal

Keto-Kakao

Für 1 Portion • 5 Min.

1 EL Edelkakaopulver (10 g) • 1 Msp. gemahlene Vanille • 1 Msp. Ceylon-Zimtpulver • 2 EL Ketoöl (10 g) • 1 EL Kakaobutter • 250 ml heißes Wasser • optional: 1 TL Ketosüß (Bio-Erythrit) • 1 Prise Ceylon-Zimtpulver

● Das Kakaopulver zusammen mit gemahlener Vanille, Zimtpulver, Ketoöl, Kakaobutter und dem heißen Wasser für 30 – 60 Sekunden im Blender mixen – nach Belieben etwas Ketosüß zugeben. Gerne auch gleich mal intensiv daran riechen und schon vorab das betörende Aroma genießen!

● In Ihrer Lieblingstasse anrichten und mit etwas Zimtpulver vollenden. Durchatmen und Schluck für Schluck bewusst genießen.

Nährwerte

F 32,4 g • KH 1,1 g • EW 2,0 g • 302 kcal

Blaubeer-Minze-Shake

Für 1 Portion • 5 Min.

50 g Blaubeeren • 1 EL frisch gehackte Minze • 1 Ei (alternativ 2 EL Proteinpulver aus geschältem Hanf) • 150 ml Kokosmilch • Wasser bzw. Eiswürfel

● Alle Zutaten in den Mixbehälter geben, nach Belieben Eiswürfel zufügen und 1 Minute lang mit dem Blender cremig pürieren. Am besten kühl genießen.

Nährwerte

F 34,5 g • KH 7,7 g • EW 10,6 g • 386 kcal

Zitronen-Vanille-Shake

Für 1 Portion • 5 Min.

1 Bio-Zitrone • 1 Ei (alternativ 2 EL Proteinpulver aus geschältem Hanf) • 150 ml Kokosmilch • 30 g Schaf- oder Ziegenjoghurt • ½ TL gemahlene Vanille • Wasser

● Die Zitrone heiß abwaschen, trockenreiben und 1 TL Zitronenschale fein abreiben. Den Saft einer halben Zitrone in den Mixbehälter auspressen und alle übrigen Zutaten dazugeben. Nach Belieben Eiswürfel zufügen und 1 Minute lang mit dem Blender cremig pürieren. Am besten kühl genießen.

Nährwerte

F 35,8 g • KH 8,5 g • EW 12,0 g • 416 kcal

BROTE UND AUFSTRICHE

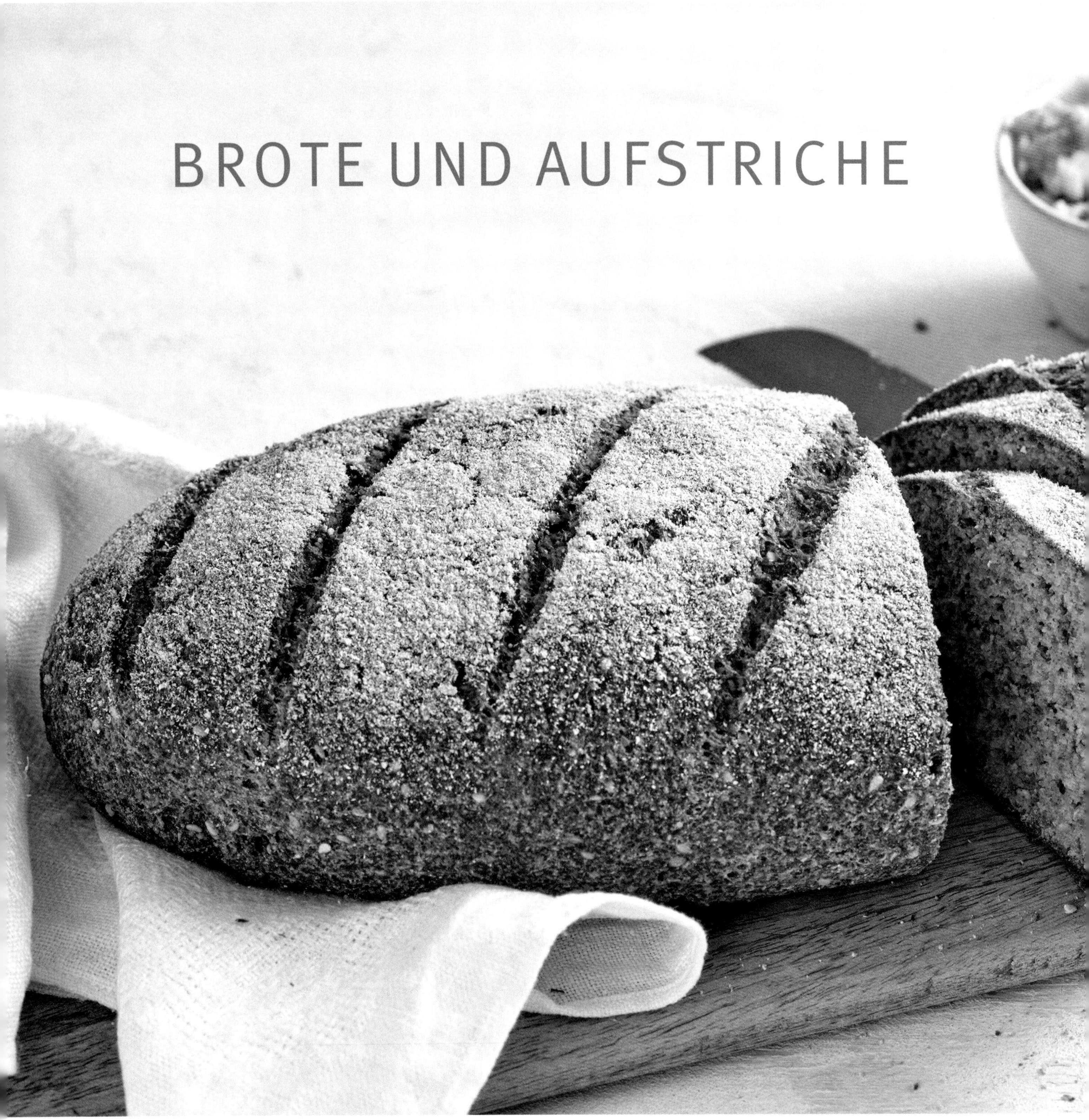

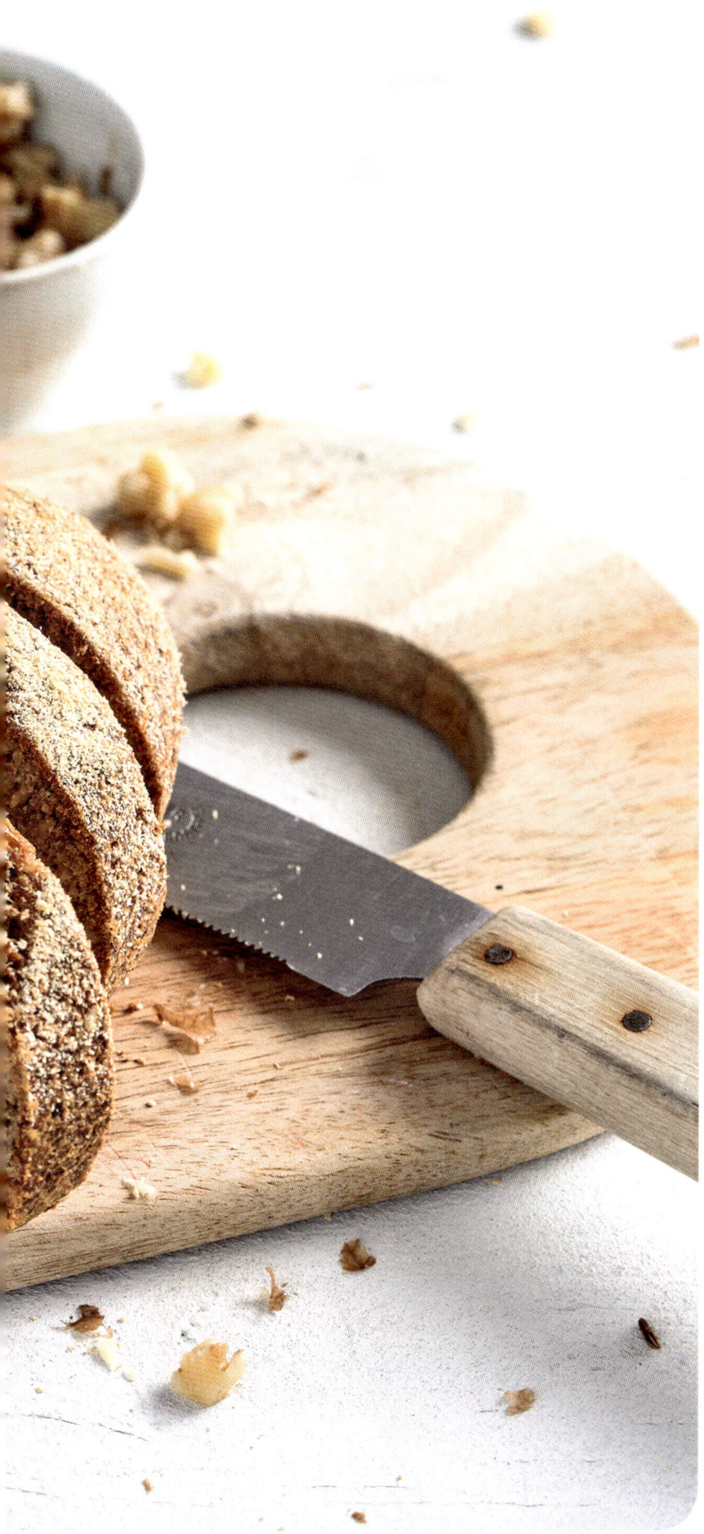

Keto-Brote und -Aufstriche sind Rettungsringe, damit Sie im gelegentlich hektischen Berufs- und Familienalltag nicht untergehen. Alle Rezepte sind schnell zubereitet, schmecken köstlich und lassen sich zudem leicht mitnehmen. Selbstverständlich können Sie auch als Frühstücks- oder Abendessensrezepte eingesetzt werden.

Ist Ihre Zielsetzung Gewichtsreduktion? Verwenden Sie Keto-Brote und -Aufstriche gerne als Varianten für Frühstück oder Abendessen. Zwischenmahlzeiten in dieser Art sollten Sie allerdings vermeiden.

« Italienisches Landbrot, S. 140

Italienisches Landbrot

Für 1 Brot (ca. 16 Scheiben) • 15 Min. + 1 Std. Backzeit

2 Eier • 1 TL Salz • 125 g Schaf- oder Ziegenfrischkäse • 3 EL Olivenöl • 75 g geriebene Walnüsse • 50 g Kartoffelfasern • 25 g Flohsamenschalen, gemahlen • 25 g Lupinenmehl • ½ TL Kümmel, gemahlen • ½ TL Anis, gemahlen • ½ TL Koriander, gemahlen • ½ TL Fenchel, gemahlen • ½ Päckchen Weinsteinbackpulver (8 g) • 1 Päckchen Trockenhefe • 200 ml heißes Wasser • 1 EL Weinessig • 20 g weißer Sesam

- Eier in einer großen Rührschüssel schaumig aufschlagen, mit Salz würzen und Frischkäse und Olivenöl hinzufügen.

- Die trockenen Zutaten zugeben und kurz, aber kräftig zu einem homogenen Teig verrühren. Dann das heiße Wasser (optimal sind 32 °C) und den Essig zufügen, nochmals vermengen und den Teig 10 Minuten ruhen lassen.

- Den Backofen auf 200 °C vorheizen. Den Teig auf ein Backpapier kippen und mit nassen Händen zu einem Laib formen. Zuletzt die Oberfläche mit etwas Kartoffelfasern bestäuben und längs und quer einschneiden.

- Das Brot samt Backpapier in den Backofen auf den Gitterrost legen (kein Backblech verwenden) und 50–60 Minuten bei Ober-/Unterhitze backen. (Sie können auch eine Brotform verwenden.) Das Brot herausnehmen und in ein Küchentuch gewickelt abkühlen lassen.

Nährwerte

F 6,9 g • KH 1,0 g • EW 3,4 g • 76 kcal (1 Scheibe, 30 g)

Karotten-Köndl-Brot

Für 1 Brot (ca. 14 Scheiben) • 10 Min. + 1 Std. Backzeit

50 g geriebene Mandeln • 50 g Sonnenblumenkerne • 50 g Kürbiskerne • 50 g geschrotete Leinsamen • 50 g Kartoffelfasern • 1 EL Flohsamenschalen, gemahlen • 50 g Karotten • 100 g Schaf- oder Ziegenquark • 2 Eier • 2 EL Apfelessig • 1 EL Kürbiskernöl • ½ Päckchen Weinsteinbackpulver (8 g) • 1 TL Natursalz • 2 TL Brotgewürz • außerdem: Kastenform

- Den Backofen auf 180 °C vorheizen. Die Karotte schälen und raspeln.

- Alle Zutaten in eine Rührschüssel geben und mit der Hand oder dem Mixer gründlich zu einem Teig vermischen.

- Eine Brotkastenform mit etwas Öl einfetten und die Teigmasse hineinfüllen. Anschließend in den Backofen geben und bei Umluft 50–60 Minuten backen.

Nährwerte

F 9,2 g • KH 2,3 g • EW 5,3 g • 108 kcal (1 Scheibe, 35 g)

Keto-Brötchen

Für 8 kleine Brötchen (oder 4 große Burgerbrötchen für den Keto-Burger, S. 92) • 10 Min. + 30 Min. Backzeit

3 Eier • 200 ml Kokosmilch • 2 EL Weinessig • 40 g Lupinenmehl • 40 g Flohsamenschalen, ungemahlen • 40 g Kartoffelfasern • 1 TL Johannisbrotkernmehl (4 g) • ½ Packung Weinsteinbackpulver (8 g) • ½ Päckchen Trockenhefe (4 g) • 2 TL Natursalz (12 g) • Zum Bestreuen: 2 EL Sesamsamen (20 g)

- Den Backofen auf 180 °C vorheizen und ein Backblech mit Backpapier auslegen.
- Alle Teigzutaten in eine Rührschüssel geben und mit dem Hand- oder Stabmixer circa 15 Sekunden mixen. Den Teig anschließend für 5 – 7 Minuten ruhen lassen.
- Je nach Wunsch die Masse in 4 – 8 gleich große Portionen teilen und mit angefeuchteten Händen die Brötchen formen. Die Oberfläche soll schön glatt sein. Die Teiglinge auf das Backpapier legen, die Oberfläche mit etwas Wasser befeuchten und mit Sesam bestreuen.
- Die Brötchen in den Ofen stellen und bei Ober- und Unterhitze etwa 30 Minuten backen. Nach Ende der Backzeit die Brötchen herausnehmen und auf einem Gitter vollständig abkühlen lassen.

Tipp Anstatt des Sesams kann man auch Mohnsamen oder Sonnenblumenkerne verwenden.

Nährwerte

F 8,8 g • KH 3,2 g • EW 5,71 g • 119 kcal (1 kleines Brötchen)

Mexikanische Guacamole

Für 4 Portionen • 10 Min.

1 reife Avocado (160 g) • 1 Tomate (60 g) • 1 rote Zwiebel (30 g) • 1 EL Zitronen- oder Limettensaft • 2 EL Leinöl (20 g) • 1 Msp. Chilipulver • 1 Knoblauchzehe • Natursalz • schwarzer Pfeffer • frische Petersilie

- Die Avocado halbieren und auslösen, die Tomate in kleine Würfel schneiden und die Zwiebel sehr fein hacken.
- Zusammen mit Zitronensaft, Leinöl, Chilipulver in eine Schale geben und zu einer feinen Paste verrühren. Den Knoblauch schälen und hineinpressen. Mit Salz und Pfeffer abschmecken. Nach Belieben auch mit dem Stabmixer glatt pürieren.
- Zusammen mit einer Keto-Brot-Scheibe auf einem bunten Teller anrichten und mit frischer Petersilie vollenden.

Nährwerte

F 14,5 g • KH 0,9 g • EW 1,0 g • 138 kcal (1 Portion)

Herrliches Baba Ganoush

Für 4 Portionen • 15 Min. + 30 Min. Backzeit

1 Aubergine (500 g) • 1 EL Tahin (Sesampaste; 15 g) • 1 EL Zitronensaft • 1 EL Leinöl (10 g) • 2 EL Olivenöl (20 g) • 2 Knoblauchzehen • Natursalz • schwarzer Pfeffer • Schwarz- oder Kreuzkümmel • frische Petersilie • 1 EL schwarze Oliven (10 g)

- Den Backofen auf 220 °C vorheizen. Die Aubergine waschen und mit einem spitzen Messer ein paar Mal einstechen. In den Backofen legen und etwa 30 Minuten backen, bis sie ganz weich und die Haut fast schwarz ist. Aus dem Ofen nehmen und etwas abkühlen lassen.

- Die noch lauwarme Aubergine halbieren und das weiche Fruchtfleisch mit einem Löffel aus der Schale lösen. Dann das Fruchtfleisch zusammen mit dem Tahin, dem Zitronensaft und Leinöl und Olivenöl mit dem Pürierstab fein mixen.

- Den Knoblauch schälen, durch die Knoblauchpresse drücken und unter das Auberginenpüree rühren. Abschließend mit Salz, Pfeffer und einer Prise Schwarz- oder Kreuzkümmel abschmecken.

- Das Baba Ghanoush mit frisch gehackter Petersilie und schwarzen Oliven vollenden – und zusammen mit einer Scheibe Keto-Brot servieren.

Nährwerte

F 10,7 g • KH 3,6 g • EW 2,1 g • 120 kcal (1 Portion)

Erdbeer-Marmelade

Für 4 Portionen • 15 Min. + 2 Std. Ziehzeit + Abkühlzeit

150 g frische Erdbeeren • 1 EL Zitronensaft • 1 Msp. gemahlene Vanille • 2 EL Erythrit (20 g) • 1 Msp. Pektin (1 g)

- Die Erdbeeren verlesen und nur reife, vollkommen intakte Früchte verwenden. Erythrit im Blender zu feinem Pulver vermahlen. Die Früchte vierteln und mit Zitronensaft, Vanille und Erythrit in einem Topf vermengen und zugedeckt 2 Stunden stehen lassen. In der Zwischenzeit das Marmeladeglas vorbereiten und mit heißem Wasser ausspülen.

- Die vorbereiteten Erdbeeren mit dem Pürierstab oder Blender glatt pürieren, anschließend aufkochen und das Pektin unter Rühren einrieseln lassen. Bei mittlerer Hitze unter ständigem Rühren 4 – 5 Minuten köcheln lassen.

- Die kochend heiße Fruchtmasse in das vorbereitete Marmeladeglas füllen und sofort verschließen. Abkühlen lassen und genießen.

Tipp Keto-Marmelade ist nicht so haltbar wie reguläre Marmelade, die vom Zucker konserviert wird. Daher im Kühlschrank aufbewahren, zügig verbrauchen und von vorneherein keine großen Mengen einkochen.

Nährwerte

F 0,2 g • KH 2,1 g • EW 0,3 g • 13 kcal (1 Portion)

Für-die-Leber-Aufstrich

Für 4 Portionen • 10 Min.

200 g Artischockenherzen, in Öl eingelegt • ½ Bund frischer Schnittlauch • 2 EL grüne oder schwarze Oliven, entsteint (20 g) • 1 EL Zitronensaft • 3 EL Mariendistelöl (alternativ Olivenöl) • Natursalz • schwarzer Pfeffer

- Die Artischockenherzen gründlich abtropfen lassen. Den Schnittlauch abbrausen, trockenschütteln und in Röllchen schneiden.

- Anschließend die Artischockenherzen zusammen mit den Oliven mit einem Stabmixer zu einer feinen Paste pürieren. Die Hälfte des Schnittlauchs unterrühren. Mit Mariendistelöl, Zitronensaft, Salz und Pfeffer abschmecken.

- In einem hübschen Schälchen appetitlich anrichten, mit dem restlichen Schnittlauch vollenden und zusammen mit einer Scheibe Keto-Brot servieren.

Nährwerte

F 11,8 g • KH 1,5 g • EW 1,3 g • 144 kcal (1 Portion)

Pinker Meerrettich-Aufstrich

Für 4 Portionen • 10 Min.

8 EL Sonnenblumenkerne (20 g) • 250 g gekochte Rote Bete • 3 EL Leinöl • 1 EL Zitronensaft • 1 EL Apfelessig • 1 EL geriebener Meerrettich • Natursalz

- Sonnenblumenkerne am besten über Nacht in Wasser einweichen und vor der Zubereitung abseihen.

- Die gekochte Rote Bete klein würfeln. Mit den eingeweichten Sonnenblumenkernen mit dem Blender oder Stabmixer glatt pürieren und nacheinander Öl, Zitronensaft, Essig und Meerrettich zugeben. Mit Salz abschmecken.

- Am Ende sollte es eine gut streichfähige Masse sein. Nach Bedarf Öl ergänzen, um die optimale Konsistenz zu erhalten.

Nährwerte

F 17,4 g • KH 6,2 g • EW 5,4 g • 203 kcal (1 Portion)

Schoko-Nougat-Creme

Für 4 Portionen • 10 Min.

3 EL Haselnussmus (50 g) • 2 EL Kokosöl (20 g) • 1 EL Kakaopulver, schwach entölt (5 g) • 1 EL Butter (10 g) • 1 EL Sonnenblumenlecithin (10 g) • ½ TL gemahlene Vanilleschote • 1 Prise Natursalz • optional: 1 EL Ketosüß (Bio-Erythrit)

- Alle Zutaten in einen Mixbecher geben und mit dem Stabmixer glatt pürieren. Die Mengenangaben können je nach Geschmack angepasst werden.

- Die Schoko-Nougat-Creme in ein Aufbewahrungsglas mit Deckel umfüllen.

- Portionsweise in einer Schale anrichten und mit Keto-Brot, -Pancakes oder -Blinis servieren.

Nährwerte

F 18,3 g • KH 0,7 g • EW 2,1 g • 176,2 kcal (1 Portion)

Rezept- und Zutatenverzeichnis

Stichwortverzeichnis

Bibliografische Information der Deutschen Nationalbibliothek
Die Deutsche Nationalbibliothek verzeichnet diese Publikation in der Deutschen Nationalbibliografie; detaillierte bibliografische Daten sind im Internet über http://dnb.d-nb.de abrufbar.

Programmplanung: Uta Spieldiener
Projektmanagement: Kathrin Hage
Redaktion: Anne Bleick
Bildredaktion: Christoph Frick
Umschlaggestaltung: © Thieme
Layout: CYCLUS · Visuelle Kommunikation, Stuttgart

Umschlagmotiv und Bild S. 3: © Thieme unter Verwendung von Pfanne: © maximmmmum/stock.adobe.com; Avocado © lilett/stock.adobe.com; Aubergine, Paprika, Zwiebel, Zucchini, Tomate © Hein Nouwens/stock.adobe.com
AutorInnenfoto: Praxis Wunder
Fotos im Innenteil:
S. 29: Gemüse: © Vitalina Rybakova/stock.adobe.com; Kräuter: © Alexander Raths/adobe.stock.com; Pilze: © buritora/stock.adobe.com; Beeren: © nikitos77/stock.adobe.com; Nüsse: © emuck/stock.adobe.com; Avocado: © bergamont/adobe.stock.com; Eier: © Images-My/stock.adobe.com; Milchprodukte und Fisch, Garnelen: © M.studio/stock.adobe.com; Öle: © Maruba/stock.adobe.com; Tofu: © Moving Moment/adobe.stock.com; Fleisch: © karandaev/adobe.stock.com
Foodfotos: S. 72, 78, 83, 93, 122, 125, 128, 133, 134, 138: © A. Rogge & J. Jankovic/Thieme
S. 77, 113, 114: © A. Schütz/Thieme
S. 87, 88, 96, 108, 117, 120: © C. Goebels
S. 101, 104: © M. Bergmann/Thieme
Zeichnungen: Susi Schaaf, Bellheim

1. Auflage 2022

TRIAS Verlag in Georg Thieme Verlag KG
Rüdigerstraße 14, 70469 Stuttgart, Germany
www.trias-verlag.de

Printed in Germany

Satz und Repro: Ziegler und Müller, Kirchentellinsfurt
Druck: AZ Druck und Datentechnik GmbH, Kempten

Gedruckt auf chlorfrei gebleichtem Papier

ISBN 978-3-432-11452-1

Auch erhältlich als E-Book:
eISBN (ePUB) 978-3-432-11453-8

Wichtiger Hinweis: Wie jede Wissenschaft ist die Medizin ständigen Entwicklungen unterworfen. Forschung und klinische Erfahrung erweitern unsere Erkenntnisse. Ganz besonders gilt das für die Behandlung und die medikamentöse Therapie. Bei allen in diesem Werk erwähnten Dosierungen oder Applikationen, bei Rezepten und Übungsanleitungen, bei Empfehlungen und Tipps dürfen Sie darauf vertrauen: Autoren, Herausgeber und Verlag haben große Sorgfalt darauf verwandt, dass diese Angaben dem Wissensstand bei Fertigstellung des Werkes entsprechen. Rezepte werden gekocht und ausprobiert. Übungen und Übungsreihen haben sich in der Praxis erfolgreich bewährt.

Eine Garantie kann jedoch nicht übernommen werden. Eine Haftung des Autors, des Verlags oder seiner Beauftragten für Personen-, Sach- oder Vermögensschäden ist ausgeschlossen.

Wo datenschutzrechtlich erforderlich, wurden die Namen und weitere Daten von Personen redaktionell verändert (Tarnnamen). Dies ist grundsätzlich der Fall bei Patienten, ihren Angehörigen und Freunden, z. T. auch bei weiteren Personen, die z. B. in die Behandlung von Patienten eingebunden sind.

Thieme wendet sich gleichermaßen an Menschen jeder Geschlechtsidentität und nennt Autor*innen konkrete Beispiele, wie sie alle Lesenden gleichberechtigt ansprechen können. Die Ansprache aller Menschen ist ausdrücklich auch dort intendiert, wo im Text (etwa aus Gründen der Leseleichtigkeit, des Text-Umfangs oder des situativen Stil-Empfindens) z. B. nur ein generisches Maskulinum verwendet wird.

1 2 3 4 5 6